Der Tod
&
Die Ewigkeit

Trauer und Trauerbewältigung

Ein Steinmetzmeister führt Sie mit seinen Erfahrungen durch die schwere Zeit des Abschieds

Tobias Messerschmidt

ISBN: 9783982612607

Inhaltsverzeichnis

Über den Autor

Trauer – ein sehr mächtiges und tiefgreifendes Erlebnis, dem wir alle irgendwann in unserem Leben begegnen. Mein Name ist Tobias Messerschmidt und für mich sind die Trauer ebenso wie die Trauernden schon aus beruflichen Gründen ständige Begleiter. Ich bin Steinmetz und mir kommt die Ehre zu, die Erinnerungen an verstorbene Menschen in Stein festzuhalten und auf diesem Wege trauernden Menschen etwas Bleibendes zu schaffen.

Geboren wurde ich am 6. September 1982 im schönen Schwäbisch Hall. Schon sehr früh entdeckte ich meine größte Leidenschaft, die später zum Beruf werden sollte: Die Arbeit mit Steinen. Bereits als Kind hatten Steine etwas Geheimnisvolles für mich. Schon durch ihr Alter und die lange Geschichte ihrer Bearbeitung durch den Menschen weisen sie in die Vergangenheit. Welche Geschichten könnte ein Stein erzählen, wäre er in der Lage, zu sprechen. Was alles könnte er uns über den Wandel der Zeit mitteilen, über die Menschen, die gekommen und gegangen sind? Später, als ich Steinmetz wurde, ahnte ich schnell, wie geheimnisvoll Steine sind und dass sie voller Magie stecken. Denn Steine geben uns nicht nur eine Vorstellung davon, was „Ewigkeit“ bedeutet. Mit ihrer Hilfe sind wir in der Lage, die Erinnerung an Menschen zu verewigen – und denen, die geliebte Menschen verloren haben, Halt zu geben.

In meiner Jugendzeit reiste ich einmal nach Rom. Wer schon einmal in der „ewigen Stadt“ gewesen ist, weiß, welche unvergleichliche Wirkung die monumentalen Steinbauten und historischen Gebäude entfalten. Als ich vor dem Kolosseum stand und, nach einigen Minuten des Innehaltens, begriff, dass gerade zweitausend Jahre Geschichte auf mich herabblickten, reifte in mir einmal mehr der Wunsch, selbst etwas Bleibendes schaffen zu können. Und so begann mein langer Weg zum Steinmetz, der mich bis an den jetzigen Punkt in meinem Leben geführt hat.

Zu Anfang meiner Laufbahn, die mit dem Antritt meiner Lehre im Jahr 1998 begann, konzentrierte ich mich sehr auf die Arbeit an Gebäuden – die Bearbeitung von Stein für Fassaden, Terrassen, Böden etwa – und erlernte dabei die für den Beruf notwendigen Fertigkeiten. Nicht nur rein handwerkliche Techniken für die grobe wie die feine Bearbeitung, auch eine gute körperliche Verfassung, Kraft, Geschicklichkeit und viel Geduld sind erforderlich. Mitzubringen ist überdies ein hohes kreatives Potenzial. Ich will ehrlich sein: Ich wusste von Anfang an, dass ich meinen Traumberuf gefunden hatte. Und doch brachte meine Ausbildungszeit auch eine gehörige Portion Schwierigkeiten und Herausforderungen mit sich. Und was wäre ein Auszubildender ohne ein wahres Vorbild?

An dieser Stelle muss ich mich bei meinem Mentor und Lehrer Heinz Leo Weiss bedanken. Während meiner Zeit an der Meisterschule in Aschaffenburg hatte ich das Privileg, von Heinz Leo Weiss unterwiesen zu werden. Er war ein wunderbarer Gestalter. Was ich von ihm gelernt habe, würde den Umfang dieses Buches sprengen und Stoff für ein weiteres liefern. Nicht nur seine umfassenden Kenntnisse, auch die Einstellung, die mich bis heute in meinem Beruf und Privatleben prägt, hat er mir in der Zeit meiner Meisterausbildung weitergegeben. Er führte mir die Vielseitigkeit des Steinmetzberufs vor Augen. Die künstlerischen Fähigkeiten sind das A und O für jeden Steinmetz. Bis heute bin ich zutiefst dankbar für alles, was mir in der Meisterschule vermittelt wurde. Heinz Leo Weiss war es auch, durch den ich die Trauer viel früher kennenlernte, als mir lieb war. Denn mein Mentor verstarb 2006, ein Jahr nach dem Abschluss meiner Meisterprüfung. Von einem Tag auf den anderen war mein großes Vorbild und Lehrmeister nicht mehr da.

Das, was blieb, war nicht nur Schmerz, sondern auch eine riesige Lücke. Es sollte noch lange dauern, bis ich den Verlust wirklich überwunden hatte, doch sein Tod hatte etwas angestoßen, das ich kurz darauf in Angriff nahm: Am 6. Juni 2006 entschied ich mich, selbstständiger Steinmetz zu werden. Ich wollte etwas wagen und ein neues Kapitel aufschlagen, womit – dessen bin ich mir sicher – mein Mentor glücklich gewesen wäre. Es sollte sich als die richtige Entscheidung herausstellen. Die Begeisterung für Steine, die ich seit meiner Kindheit empfunden hatte, stellte sich als der richtige Wegweiser heraus. Man könnte fast sagen, man hätte mir ***„Steine in die Wiege gelegt"!***

Natürlich heißt das nicht, dass mein Werdegang schnurgerade verlaufen wäre. Wie bei den meisten Menschen glich er oft eher einer Berg- und Talfahrt. Zu Beginn war meine Zeit der Selbstständigkeit alles andere als leicht. Ich hatte nur sehr wenige Mittel zur Verfügung und schwer damit zu kämpfen, Aufträge zu finden. Zusätzlich stellte sich mir die Frage, wohin mein Weg noch führen sollte. Schließlich reifte in mir ein Gedanke, dessen Ursprung eine Vorstellung – manche mögen sagen, eine Vision – war, die zum Zeitpunkt des Todes meines Mentors entstanden war. Ich wollte besondere Grabsteine für ebenso besondere Menschen schaffen. Damit wollte ich den Hinterbliebenen einen Ort des Trostes und der Erinnerung schaffen, zugleich den Verblichenen ein Denkmal setzen. Meine Maxime lautet, trauernden Menschen das Beste zu bieten, meine gesammelten Erfahrungen und meine Fähigkeiten zu nutzen, um der Perfektion zu nahe wie möglich zu kommen, ganz nach dem Leitsatz

„Sei morgen besser als heute".

Viele Jahre und Erfahrungen später entstand ein weiterer Gedanke. Ich wollte die während meiner Arbeit entstandenen Eindrücke, Lehren und Erkenntnisse für andere niederschreiben. Dies umfasst Erkenntnisse über den Tod und die durch ihn entstandene Trauer. Welches sind das wahre Wesen und die Funktion von Trauer, welche Geheimnisse verstecken sich hinter ihr? Wie geht man mit ihr um? Die vielen Begegnungen mit Trauernden waren der Ausgangs- und Endpunkt meiner Beschäftigung mit dem Thema, aber natürlich waren sie nicht alles. In den letzten siebzehn Jahren sprach ich mit zahllosen Menschen mit unterschiedlichsten Biografien und Geschichten, las dutzende Bücher und bereiste mehrere Länder, um dem Wesen der Trauer näher zu kommen.

Jeder Mensch braucht in seinem Leben andere Menschen. Wir sind nicht geboren, um allein zu sein und alles allein zu schaffen. Wir sind soziale Wesen, die Hilfe und Unterstützung von anderen benötigen. Auch in meinem Leben existieren solch wunderbare Menschen. Sie sind für mich wie tragende Säulen eines Gebäudes, denn sie unterstützen mich bei der Erfüllung meiner Vision, besondere Grabsteine für besondere Menschen zu schaffen.

Zu guter Letzt ist da auch noch mein Glaube an mich selbst, der mich bis heute begleitet. Ohne diesen hätte ich es in der anfänglich schweren Zeit wahrscheinlich nicht geschafft, mein Unternehmen aufzubauen und Fuß zu fassen – und dieses Buch zu vervollständigen.

Das Wesen der Trauer

„Trauer ist die Erinnerung, die unsere Liebe aufrechterhält." – Harald Welzer

Und plötzlich ist da nichts als Leere. Wenn ein Mensch geht, hinterlässt er eine große Lücke bei jenen, für die er im Leben alles war. Zuvor war etwas da, das man nicht vollständig in Worte fassen kann, da selbst tausend Seiten nicht ausreichend wären – ein Mensch, der auf dem Universum einzigartig ist, mit all seinen Stärken, Schwächen, Vorlieben, Abneigungen und unzähligen, unverwechselbaren Eigenarten. Obwohl es Milliarden andere gibt, wird es niemanden geben, der diesen Menschen ersetzen kann. Mit seinem Verlust beginnt die Zeit der Trauer. Doch was ist Trauer überhaupt? Wie empfinden wir Trauer? Wie können wir erkennen, dass ein Mensch trauert? Verläuft Trauer immer gleich und was beeinflusst das Trauerverhalten?

Als Steinmetz komme ich fast täglich mit Menschen, die jemanden verloren haben, in Berührung – und somit auch mit der Trauer. Ich habe viele Gesichter der Trauer gesehen und weiß nur zu gut, dass jeder Mensch anders trauert und sich dabei ganz individuell verhält. Ohne Frage sind die Ausprägungen von Trauer so unterschiedlich, wie es auch die Menschen sind.

Doch was genau ist eigentlich Trauer? Kann man das Konzept als das bloße Gefühl von Traurigkeit verstehen, dass nach einem Verlust entsteht oder verbirgt sich hinter dem kurzen Wort noch viel mehr? Werfen wir gemeinsam einen Blick auf den Begriff und schauen uns eine Definition an.

Was ist Trauer?

Trauer kommt aus dem mittelhochdeutschen Wort *"trüren"*, das wiederum mit dem aus dem Gotischen stammenden Begriff *"driusan"* verwandt ist und mit "sich niederfallen lassen" oder "kraftlos werden" übersetzt werden kann. Die ursprüngliche Bedeutung meint also jene Körperhaltung, die wir mit dem Trauern verbinden. Trauer ist ein natürlicher Prozess, den ein Mensch durchlebt, der er einen Verlust erlitten hat. Dies kann ein Verlust eines geliebten Menschen, eines Haustieres oder auch eines für ihn bedeutsamen Gegenstandes sein. Mit Trauer einher geht das Gefühl von Traurigkeit. Bereits Kinder erleben und lernen die Traurigkeit kennen. wie auch viele schon als Kinder mit dem Verlust konfrontiert werden. Jeder Mensch ist anders, weshalb auch der Trauerprozess individuell ist. Wie ein Mensch diesen erlebt, ist unter anderem von seinen Erfahrungen, seinem Umfeld, seiner Kultur oder auch seiner Religion abhängig. Trauer kann uns auf der emotionalen, sozialen, körperlichen und spirituellen Ebene betreffen, wie wir im Laufe des Buches feststellen werden.

Was ist Verlust?

Verlust ist in der Regel ein negativ empfundenes Erlebnis, das einschneidend und traumatisierend sein kann – je nach Schwere des Verlusts. Nachvollziehbarerweise wiegt der Verlust eines Gegenstandes – oder der von Geld - deutlich weniger schwer als der eines geliebten Menschen. Auch die damit verbundenen Gefühle unterscheiden sich teilweise, wenngleich es Überschneidungen gibt. Sie reichen von Frustration und genervt sein über Unsicherheit, Stress und Angst bis hin zu großer Trauer, Kummer und dem Gefühl der Leere

Diese Emotionen stimmen uns traurig und bringt unser seelisches Gleichgewicht aus der Bahn. Das wiederum löst die Trauer aus.

Halten wir also fest:

Trauer ist ein individueller Prozess, den wir als Folge eines für uns intensiv und schwer empfundenen Verlusts erleben. Der Mensch drückt seine Trauer zudem auf vielfältige Weise aus, sowohl in seiner Körpersprache als auch seiner seelischen und emotionalen Befindlichkeit.

Es ist keine schlechte Idee, sich Wissen über das Thema Trauer anzueignen, denn es ist durchaus hilfreich dabei, die Belastung zu bewältigen. Dies trifft auf die trauernde Person, aber auch auf Angehörige, Bekannte, Freunde oder Kollegen zu. Allen kann mit einem besseren Verständnis für ihre Situation und Gefühle geholfen werden.

Wann beginnt Trauer?

Wenn in unserer Gesellschaft über Trauer gesprochen wird, liegt der gedankliche Schwerpunkt meist auf den Angehörigen, die den Tod eines geliebten Menschen betrauern. Wenn man sich jedoch mit der Trauer und ihrer Bewältigung (der sogenannten Trauerarbeit) intensiver auseinandersetzt, wird man feststellen, dass es nicht nur die Angehörigen sind, die nach einem Verlust den Trauerprozess durchleben.

Darüber hinaus beginnt Trauer nicht erst, wenn man jemanden verloren hat, sondern schon in der Zeit, in der ein Verlust sich angekündigt hat und erwartet wird. Ich möchte Ihnen dies anhand eines Beispiels erläutern.

Maria und ihre Mutter Claudia – sie ist knapp unter 70 – haben einen Termin bei einem Arzt. Claudia ging ihr Leben lang ungern zum Arzt und wurde von ihrer Tochter mit viel Mühe überredet, nachdem ihre Schmerzen in den letzten Wochen immer stärker geworden waren. Der Mediziner teilt ihnen mit großem Bedauern mit, dass Claudia sehr krank ist und die medizinischen Möglichkeiten, sie von ihrer Krankheit zu heilen, ausgeschöpft sind. Er teilt ihnen außerdem mit, dass zu diesem Zeitpunkt lediglich noch eine Linderung der Schmerzen ratsam ist.

Bereits die Nachricht, dass jemand schwer krank – in diesem Fall todkrank – ist, kann den Prozess der Trauer einläuten. Warum? Weil die beteiligten Menschen in diesem Moment unweigerlich beginnen, sich mit dem Sterben und dem Tod zu beschäftigen, und zu verstehen, dass möglicherweise ein schwerer, tragischer Verlust bevorsteht.

In den nächsten Wochen und Monaten verschlechtert sich der Zustand von Claudia immer mehr. Sie baut seelisch und körperlich immer mehr ab. Ihre Kräfte schwinden und sie ist irgendwann auf ganztägige Hilfe durch Verwandte und Pflegekräfte angewiesen. Sie kann nicht mehr aufstehen und muss umsorgt werden. Maria erlebt diese Zeit sehr intensiv und ist mit einer ganzen Reihe akuter Gefühle konfrontiert – Ärger, Hilflosigkeit, Angst und Traurigkeit. Zugleich beginnt sie sich, bewusst wie unbewusst, auf den bevorstehenden Tod ihrer Mutter vorzubereiten.

Doch nicht nur sie trauert, sondern auch ihre Mutter. Sie wird unweigerlich mit der Situation konfrontiert, dass sie als zuvor selbstständiger, aktiver Mensch aus dem Leben gerissen wird, und das unumkehrbar. Nur wenige Monate nach ihrer finalen Diagnose liegt sie schwach in ihrem Bett und ist praktisch ständig auf andere angewiesen. Geistig erlebt sie immer wieder all die schönen Momente ihres Lebens. Zugleich wird ihr immer mehr klar, dass die Zeiten der Autonomie, wie auch ihr ganzes Leben, ein Ende nehmen. Ihr wird klar, dass sie zu einem gewissen Zeitpunkt nicht mehr am Leben ihrer

Familie und Nachkommen teilnehmen wird, dass sie diese zurücklassen muss.

Irgendwann spürt Claudia, dass sie gehen muss. Ihre Tochter hält ihre Hand und das letzte, was ihre Mutter ihr mit leiser Stimme sagt, ist: *„Es bricht mir das Herz, dass ich gehen muss. Ich bin sehr stolz auf dich und werde immer bei euch sein, auch wenn ihr mich nicht sehen könnt."*

Dieses Beispiel verdeutlicht, dass Schwerkranke und sterbende Menschen trauern. Wenn jemand die Diagnose „Sie sind todkrank", erhält, beginnt der allmähliche Abschied von allem. Auch das gehört bereits zum Trauerprozess dazu. Die schwerkranke Person, ihre Angehörigen, aber auch die professionellen Helfer, welche tägliche Unterstützung leisteten, erleben Trauer – selbst die letztgenannte Gruppe, die dafür ausgebildet wurde, die emotionale Belastung ihres Berufes zu bewältigen. Denn diese emotionale Belastung in der Pflege ist vielschichtig. Sie schließt Mitgefühl, Stress, Burnout und auch Trauer mit ein. Zu bewährten Bewältigungsstrategien im beruflichen Umfeld gehören Trainings und Schulungen, ein unterstützendes Team und Supervision.

Trauer als Emotion

Gemeinhin wird Trauer als Emotion und somit stark vereinfacht gesagt als Reaktion auf einen Reiz verstanden. Tatsächlich jedoch handelt es sich bei Trauer um keine bloße, singuläre Emotion, sondern um ein komplexes Gebilde an Gefühlen, die Menschen begegnen, wenn sie mit einem schweren Verlust konfrontiert werden. Darüber hinaus hat Trauer soziologische, kulturelle, spirituelle und religiöse Dimensionen. Auf der emotionalen Ebene ist Trauer wie jede andere Emotion eine Psychose-physiologische Reaktion, die jedoch von sozialen, kulturellen und gesellschaftlichen Elementen beeinflusst wird: Stellen wir uns eine Frau vor – nennen wir sie Mara – die in einer Familie aufwächst, in der es als Zeichen von Stärke und Selbstbeherrschung galt, Emotionen nicht öffentlich zu zeigen, auch in schwierigen Situationen wie dem Tod eines Familienmitglieds. Diese Mentalität wurde weniger mit Worten kommuniziert, sondern durch Taten und Haltung, beispielsweise ihrer Mutter, die während Maras gesamtem Leben dominant, unbarmherzig und kalt auftrat und ihre Kinder für jegliche negative Gefühlsregung rügte oder bestrafte. Wenn Mara nun mit dem Tod eines nahen Familienmitgliedes oder Freundes konfrontiert wird, reagiert sie nach außen hin stoisch und unberührt. Sie unterdrückt ihre Tränen, spricht wenig über ihre Gefühle und versucht, eine äußere Fassade der Gelassenheit aufrechtzuerhalten. Mara glaubt vielleicht, dass sie sich so verhalten muss, um den Erwartungen ihrer Familie und der Gesellschaft zu entsprechen, und betrachtet das Zeigen von Emotionen als Schwäche – oder sie nimmt nur unbewusst an, dass dies ein angemessenes Verhalten ist, selbst wenn sie den Verlust in ihrem Inneren als äußerst schmerzhaft wahrnimmt. So wie Trauer also eine natürliche und angeborene emotionale Reaktion darstellt, so kann sie auch von psychischer und sozialer Konditionierung geprägt sein. Doch wie sieht es auf psychischer Ebene aus – genauer gesagt im Gehirn?

Was geschieht in unserem Gehirn?

Neueste Forschungsergebnisse weisen darauf hin, dass Trauer mit bestimmten Veränderungen im Gehirn einhergeht. Eben jene Reaktionen und Veränderungen im Gehirn verdeutlichen auch, welch tiefgreifende und traumatische Auswirkung ein Verlust auf einen Menschen haben kann. Eine dieser Auswirkungen betrifft das limbische System, dem eine wichtige Rolle bei der Verarbeitung von Emotionen und den sogenannten Trieben zukommt. Es ermöglicht, Reize in ihrer emotionalen Bedeutung zu bewerten, Erfahrungen zu speichern und emotionale Reaktionen zu koordinieren. Dort können bei einem Verlust und der folgenden Trauer sensorisch orientierte, schützende Reaktionen ausgelöst werden. Betroffene erleben oft starke, instinktive, oder körperliche Reaktionen auf entsprechende Auslöser. Veränderungen sind auch im sogenannten Präfrontalen Cortex zu beobachten. Dies ist der Bereich im Gehirn, der kognitive also das Wahrnehmen und Denken betreffende Prozesse, Funktionen wie Entscheidungsfindung, Urteilsvermögen und Emotionsregulation übernimmt. Wissenschaftliche Aufzeichnungen der Gehirnfunktion (Scans) haben ergeben, dass Verlust und Trauer die emotionalen und körperlichen Prozesse erheblich beeinträchtigen können. Die Artikulation und der angemessene Ausdruck von Gefühlen oder Wünschen fällt Trauernden möglicherweise äußerst schwer und kostet sie viel Kraft.

Im Endeffekt tritt kurz- bis mittelfristig ein Phänomen auf, das mit der evolutionär bedingten Kampf-oder-Flucht-Reaktion *(fight or flight)* verglichen werden kann: Durch die Trauer aktivierte Hormone lassen das limbische System, das wie beschrieben für die Wahrnehmung von Emotionen und Bedrohungen zuständig ist, in den Mittelpunkt rücken und für einen gewissen Zeitraum "die Kontrolle übernehmen". Die höheren Gehirnfunktionen, die für langfristige Entscheidungen und Planungen zuständig sind, werden überstimmt. in der Folge verändert sich das Verhalten von Trauernden für eine gewisse Zeit, es mag auf Außenstehende dann verwirrend oder unverständlich wirken, wenn sie zum Beispiel alltäglich notwendige Dinge nicht mehr erledigen können oder unverständliche Aussagen von sich geben. Zusätzlich wirkt sich die trauer-bedingte Stresssituation auf Appetit und Schlafverhalten aus und stört dieses. Die Betroffenen leiden unter Müdigkeit oder Angst. Doch Seele, Emotionen und Verstand sind in der Lage sich zu erholen. Im Umgang mit Trauernden sind Geduld, Nachsicht und Verständnis erforderlich, wenn Angehörige und Freunde ihnen Hilfe und Unterstützung bieten möchten.

Warum ist Trauer als Emotion so wichtig?

Der Schmerz der Trauer wird von vielen Menschen als Läuterung empfunden, während andere am liebsten darauf verzichten würden. Trauer hat jedoch essenzielle Funktionen, die sich nicht ersetzen lassen. Denn nur durch den Trauerprozess ist eine dauerhafte, gesunde Verarbeitung des tiefgreifenden Verlustes im Leben eines Menschen und zugleich eine Einstellung auf das Leben nach dem Verlust möglich. Trauer in ihrer Vollständigkeit dient nicht nur dazu, den Verlust zu realisieren, sondern auch, ihn in das Selbstverständnis des eigenen Lebens einzuordnen und letztendlich zu akzeptieren. Wenn aus Unverständnis und Fassungslosigkeit unmittelbar nach dem Verlust Widerstand, Depression, Chaos und Schuld entstehen, die wiederum mit der Zeit dem Verhandeln, Hadern und Erinnern weichen, und schließlich in einer fundamentalen Akzeptanz und neuem Frieden münden, dann war der Schmerz der Trauer nicht umsonst. Dann ist zu dem geliebten Menschen, der nicht mehr in der Welt der Lebenden wandelt, eine neue Beziehung entstanden – eine Beziehung, die nicht mehr von den bittersüßen Reisen in die Vergangenheit und den Träumen des Wiedersehens geprägt ist, sondern von einem Leben ohne, und doch mit ihm: Ein Leben, in dem neue Erfahrungen und Menschen mit der Erinnerung und dem Gedenken an jene, die gingen, koexistieren.

Gängige falsche Annahmen über Trauer

Viele Menschen fühlen sich stark verunsichert, wenn sie mit trauernden Menschen interagieren. Sie wissen einfach nicht, was sie sagen oder tun sollen, um mit ihrem Gegenüber in dieser Gefühlslage angemessen umzugehen. Das kann sowohl für die trauernde Person als auch für jene, die verstehen und trösten wollen, zuweilen sehr unangenehm sein.

Um solche Situationen zu vermeiden, ist es hilfreich, sich Wissen über die Trauer anzueignen und Verständnis dafür zu erlangen.

Was ist Verständnis?

Trauer bedeutet, dass Betroffene das Gefühl von Traurigkeit durchleben. Das ist jedoch längst nicht alles, denn man spricht hier von einer **Multidimensionalität** oder **Vielschichtigkeit**. Das bedeutet, dass nicht nur ein Gefühl wahrgenommen wird, sondern zahlreiche Emotionen und wiederum die Reaktionen auf diese sich auf Gefühlsleben und Alltag auswirken. Innerhalb kürzester Zeit sind Trauernde starken Gefühlsschwankungen unterworfen. Dieser Prozess ist äußerst kräfteraubend. Doch auch positive Gefühle, etwa Erleichterung, können durchaus Teil des Trauerprozesses sein.

Wie wir bereits wissen, ist Trauer individuell, ein für jeden Menschen einzigartiger Prozess. Während der eine Betroffene sich zurückzieht, sucht ein anderer vermehrt die Anwesenheit und Gesellschaft von Menschen. Für die Trauer existiert kein allgemein gültiges Richtig oder Falsch. Jeder entscheidet für sich, was für ihn richtig ist.

Wissen ermöglicht Unterstützung

Wer sich Wissen rund um die Trauer aneignet, hilft damit nicht nur sich selbst, sondern ist auch in der Lage, andere zu unterstützen. Wissen schützt vor unangenehmen Situationen und befähigt zu einer Art der Kommunikation, die den Schmerz des Betroffenen nicht vergrößern. Besonders wichtig ist es, zu verstehen, dass Trauer ein unglaublich starkes Gefühl sein kann, intensiver als Außenstehende es sich vorstellen können. Leider ist es nicht möglich, die Trauernden von ihrem Schmerz zu erlösen. Doch ein einfühlsamer und gut informierter Gesprächspartner ist in der Lage, Betroffenen Trost und das Gefühl zu vermitteln, verstanden zu werden.

Wissen um das Wesen der Trauer und die Fähigkeit zur Empathie ermöglichen es, die Bedürfnisse des Trauernden zu erfassen.

Sicher ahnen Sie zu diesem Zeitpunkt, dass es zahlreiche falsche Annahmen hinsichtlich der Trauer gibt. Gleichzeitig existieren in der gesellschaftlichen Wahrnehmung zahlreiche Stereotypen und kulturell gefärbte Vorstellungen, wie Trauer auszusehen hat. Davon abweichende,

Ausdrucksformen dieser komplexen emotionalen Prozesse werden nicht nur ausgeblendet, sondern oft gar nicht als solche anerkannt. Daher möchte ich allen Trauernden und deren Angehörigen etwas Wichtiges mit auf den Weg geben: Lassen Sie sich von solch falschen Annahmen, wie ich sie gleich erläutern werde, nicht beeinflussen. Trauer ist individuell und eine falsche Trauer existiert nicht!

Falsche Annahmen

Das folgende Kapitel wird Ihnen einige dieser falschen Annahmen näherbringen.

1) Die ersten Wochen sind die schlimmsten Wochen.

Oft wird gesagt, dass die ersten Wochen nach dem Tod eines Menschen für die Angehörigen die schlimmsten sind. Schließlich haben Angehörige den Verlust der geliebten Person gerade erst miterlebt und erleben dadurch sowohl den akuten Schmerz dieses Verlustes als auch die neue Situation des Alleinseins. Für den einen oder anderen kann es zutreffend sein, dass die unmittelbare Zeit nach dem Tod am schlimmsten ist, doch für viele andere braucht Trauer Zeit. Es ist nicht unüblich, dass Betroffene oft Wochen oder Monate brauchen, ehe sie den Verlust in seinem vollen Ausmaß realisieren und spüren

2) Die angemessene Trauerzeit beträgt ein Jahr.

Dass Trauer im ersten Jahr des Verlustes besonders schwer ist und danach ein Prozess der Besserung einsetzt, ist ein weiterer verbreiteter Mythos. Doch wer kann zuverlässig beurteilen, wie lange die Trauer bei jedem Individuum dauert? Richtig, niemand, denn auch hier gibt es Unterschiede. Aus meiner Erfahrung kann ich Ihnen sagen, dass es keine allgemein gültigen Regeln gibt. Manchmal verläuft der Prozess der Trauer unerwartet schnell und leichter erträglich, manchmal wiederum dauert es viel länger als zuerst befürchtet. Es kann auch durchaus vorkommen, dass man noch viele Jahre später „eingeholt" wird. Dies ist beispielsweise der Fall, wenn Erinnerungen durch vertraute Lieder, Orte, Bilder oder andere Erfahrungen aus der gemeinsamen Zeit geweckt werden (man spricht in diesem Fall in der Psychologie von einem *„Trigger", einem Auslöser.*). Unter Umständen kann es sogar ein augenscheinlich völlig willkürliches, zusammenhanglos scheinendes Erlebnis sein, dass erneut oder verstärkt die Trauer über den Verlust des geliebten Menschen weckt. Wichtig ist, zu verstehen, dass sich nicht nur die Trauer ihren Raum sucht, sondern auch das Leben – selbst nach einem schmerzlichen Verlust.

3) Trauer verläuft linear und immer in bestimmten Phasen.

Es ist zwar richtig, dass es verschiedene Trauerphasen gibt, auf die ich im zweiten Kapitel dieses Buches zu sprechen komme. Zugleich sind diese schemenhaften Phasen jedoch nicht wie eine „Checkliste“ zu sehen, die jeder Mensch nach und nach abhakt. Durchaus nicht jeder durchlebt alle Trauerphasen und schon gar nicht in einer immer gleichbleibenden Reihenfolge.

Die Trauer, wenn man sich diese einmal bildlich darstellt, verläuft zirkulär, wie eine Spirale. Hätten die einzelnen Phasen je eine Farbe, könnte man gut erkennen, in welcher Phase sich der Trauernde befindet. Doch dies ist nicht möglich. Wie eben schon erwähnt, erlebt nicht jeder die Phasen gleich. Es ist durchaus möglich, dass sich manche Abschnitte und Gefühlszustände wiederholen, auch wenn das für den Betroffenen nur sehr schwer auszuhalten ist. Nicht jedes Durchleben einer Trauerphase bedeutet, dass an deren Ende tatsächlich eine Linderung oder ein Abschluss warten. Dies geschieht erst, wenn die Zeit dafür gekommen ist. Ein temporärer Orts- oder Szenenwechsel hat sich für trauernde Personen oft als hilfreich erwiesen, damit sich die Emotionen beruhigen und wieder einpendeln. Denn in einer neuen Umgebung entfallen die bereits erwähnten Trigger, die Auslöser schmerzhafter Erinnerungen an den Verlust.

4) Die Trauer lässt sich durch die Einteilung in Phasen einfach "abarbeiten".

Wer glaubt, dass sich die Trauer einfach abarbeiten lässt, etwa wie die To-Do-Liste beim wöchentlichen Hausputz, der irrt. So funktioniert es nicht. Trauer kommt und geht, wann sie möchte und wenn der Betroffene bereit dazu ist. Zugleich sind auch die damit verbundenen Gefühle ständig im Fluss. Schmerz und Niedergeschlagenheit fallen unterschiedlich stark aus und verändern sich nach und nach. Mal sind sie sehr stark zu spüren, dann mal wieder gar nicht. Und wie bereits erwähnt, kann sich der Schmerz Jahre nach seiner vermeintlichen Überwindung noch einmal melden – was aber nicht heißt, dass Trauer nicht bewältigt werden kann.

Die verschiedenen Formen der Trauer

Trauer ist individuell, natürlich, sehr komplex und es gibt verschiedene Ansätze, sie zu verstehen und zu strukturieren. Einer dieser Ansätze unterscheidet zwischen acht verschiedenen Formen und ist meiner Ansicht nach einer der hilfreichsten. Im Folgenden möchte ich Ihnen die acht Haupttypen der Trauer vorstellen und in ihrer Besonderheit erläutern. Natürlich ist es möglich, dass Trauernde mehrere dieser Formen erlebt und das zuweilen sogar parallel.

Die vorweggenommene Trauer

Wenn Sie Menschen nach diesem Begriff fragen, werden viele damit nicht viel anfangen können, denn er ist kaum bekannt. Und dabei ist dieses Phänomen zugleich weit verbreitet, denn es umfasst alle Formen der Trauer, die vor dem tatsächlichen Verlust in Erscheinung treten. Das kann wie in unserem ersten Beispiel beschrieben dann der Fall sein, wenn eine nahestehende Person plötzlich unheilbar erkrankt. Nicht selten erleben Angehörige neben Gefühlen wie Verzweiflung, Angst und Zorn auch Trauer erleben – alles noch lange bevor jemand tatsächlich stirbt.

Vorweggenommene Trauer ist ein komplexes und oft missverstandenes Phänomen. Es kommt vor, dass der sich anbahnende Tod und Verlust bereits lange begriffen wird, bevor er eintritt – mit den entsprechenden emotionalen Konsequenzen. Manchmal ist ein Betroffener auf seinem Weg der Trauer schon sehr weit, wenn der Tod eintritt, und verspürt dann recht bald ein Gefühl der Erleichterung. Auch das bleibt jedoch nicht ohne negative Folgen. Sich freuen, wenn jemand stirbt, noch dazu einer der liebsten Menschen in meinem Leben? Liegt das daran, dass ich egoistisch bin, dass mit mir etwas nicht stimmt, dass ich die Person nicht wirklich geliebt habe? Diese Gedanken mögen der Trauernde und vielleicht auch Dritte haben. In Wahrheit ist an dieser Empfindung nichts falsch, denn Menschen, die Erleichterung spüren, haben zuvor meist viel und tief getrauert. Sie sind nur bereits ein Stück weiter als andere.

Trauerarbeit, zu der Selbstreflexion, Gedächtnisarbeit, Kommunikation mit Anderen und professionelle Hilfe gehören, hilft dabei, auch mit Gefühlen wie Schuld oder Scham zu arbeiten.

Die unterschwellige Trauer

Es gibt Menschen, die einen großen Verlust erlebt haben und dennoch scheinbar völlig ungestört ihrem bisherigen Alltag nachgehen. Sie gehen weiter zur Arbeit, zur Schule oder Ausbildungsstätte, behalten ihre regelmäßigen Beschäftigungen und Hobbies bei, treffen Freunde und wirken vielleicht sogar vergnügt und entspannt. Bedeutet das auch, dass sie nicht trauern? Zu dieser Vermutung kommen viele Außenstehende beim Anblick solcher Verhaltensmuster, aber tatsächlich kann sehr viel auch unterdrückter Schmerz unter der Oberfläche stecken. Oftmals bedürfen diese Menschen einer Form von Halt, die ihnen eine feste Alltagsstruktur vermittelt. Darüber hinaus ist es durchaus möglich, dass Menschen, die sich so verhalten, akute Trauerschübe immer dann erleben, wenn sie alleine sind.

Die komplexe Trauer (anhaltende Trauerstörung)

Bei diesem Typ handelt es sich eigentlich um eine schwere psychische Störung, die in der Psychologie als anhaltende Trauerstörung *(prolonged grief disorder)* bekannt ist. Wie der Name bereits erahnen lässt, ist dies keine einfach oder allein und ohne Hilfe zu bewältigende Form der Trauer. Vielmehr werden die Trauernden von ihrem Schmerz so sehr belastet und überwältigt, dass ihr Alltag erheblich beeinträchtigt ist. Nicht nur der Schmerz des Verlustes bedrückt sie, sie zeigen häufig auch irrationales Verhalten. Zudem fangen Betroffene an, ständig zu grübeln oder legen Vermeidungsverhalten an den Tag. Vermieden werden hierbei all die Dinge und Situationen, die an die verstorbene Person erinnern würden. Der Unterschied zur gewöhnlichen Trauer ist, dass diese Form nicht in Schüben auftritt, sondern das bedrückende Gefühl und das Leid dauerhaft präsent sind. Nicht selten fühlen sich die

Trauernden gefangen und sehen keinen Ausweg aus ihrem Dilemma. Im schlimmsten Fall fügen sie sich selbst zusätzlichen Schmerz zu, was wiederum psychische oder physische Erkrankungen zur Folge hat. Bei dieser Form der Trauer ist professionelle Unterstützung unumgänglich.

Die verzögerte Trauer

In nicht wenigen Fällen treten Gefühle und körperliche Reaktionen nicht sofort nach einem Verlust oder anderen traumatischen Ereignis auf. Manchmal dauert es Wochen, Monate oder gar Jahre- So ist es auch bei dieser Art der Trauer. Oftmals werden die Gefühle dann viel stärker empfunden und durch die Verzögerung wird es schwieriger, das Ereignis oder den Verlust zu verarbeiten und mit den damit verbundenen emotionalen Folgen fertig zu werden.

Die verzögerte Trauer tritt häufig dann auf, wenn es weitere Veränderungen im Leben des Trauernden gab, beispielsweise einem Umzug oder einem Jobwechsel. Doch auch Trauernde, welche glauben, sie müssten Stärke und Fassung bewahren - etwa, weil sie Versorgungsverpflichtungen innerhalb ihrer Familie haben – sind von diesem Phänomen betroffen.

Die verdrängte Trauer

Man nennt diese Form der Trauer auch gehemmte Trauer. Augenscheinlich sind Angehörige durch einen Todesfall kaum beeinträchtigt – nicht unähnlich jenen, die den Typ der unterschwelligen Trauer an den Tag legen. In diesem Fall jedoch haben wir es mit Betroffenen zu tun, die sich nicht mit der Realität ihres Verlusts auseinandersetzen und dies sogar aktiv vermeiden. Die Aufmerksamkeit wird dabei auf vollkommen andere Dinge und Aktivitäten gerichtet und Betroffene versuchen sich mit allen Mitteln davon abzulenken, dass ein geliebter Mensch von ihnen gegangen ist. Auf der einen Seite handelt es sich bei einem solchen Verhalten tatsächlich um eine zweckdienliche Bewältigungsstrategie *(in der Psychologie coping genannt)*, durch die ein Trauernder – vor allem im ersten Stadium des Verlustes – mit den emotionalen, psychischen und alltäglichen Herausforderungen besser umgehen kann. Langfristig gesehen ist es jedoch keineswegs eine gesunde Lösung, sich seinen Gefühlen nicht zu stellen. Auch wenn wir Menschen in der Lage sind, all unsere Zeit und Energie in andere Dinge zu stecken und uns dadurch vor drohendem Schmerz zu schützen.

Das Problem dabei ist allerdings, dass diese ständige Verdrängung Anstrengung erfordert, die zu Angespanntheit, körperlicher und/oder geistiger Erschöpfung führen kann. Migräne, Zittern, Gewichtsschwankungen oder Übelkeit sind nur einige der zahlreichen Symptome, die mit der Zeit auftreten können. Darüber hinaus ist es nicht nur ungesund, sondern auch unmöglich, Trauer unbegrenzt zu verdrängen. Diese bahnt sich letztendlich, wenn auch verzögert, stets ihren Weg an die Oberfläche. Eine langfristige Verdrängung kann durchaus psychische Erkrankungen wie beispielsweise schwere Depressionen hervorrufen.

Die entrechtete Trauer

Von "entrechteter Trauer" ist zu sprechen, wenn ein Mensch um einen Verlust trauert, der in seinem gesellschaftlichen Umfeld generell nicht als schwerwiegend eingestuft wird. Ein Beispiel ist der Tod eines Haustieres oder eines Menschen, der nicht zur direkten Familie gehörte – oder auch der Verlust eines Teils von uns selbst. Das kann zum Beispiel der Verlust eines Körperteils oder einer wichtigen Funktion unseres Körpers durch Unfälle, Krankheiten oder das Alter sein. Betroffene erhalten für ihren Schmerz nur wenig oder gar keine Unterstützung, was daran liegt, dass andere die Trauer um den Verlust nicht akzeptieren beziehungsweise diese für sie nicht nachvollziehbar ist.

Viele Formen des Verlusts werden in unserer Gesellschaft nicht als "der Trauer wert" eingestuft. Betroffene bekommen oft Sätze wie: *"Stell dich nicht so an!"* oder *"das wird schon!"* zu hören. Dies ist in keiner Weise hilfreich, sondern führt nur zu zusätzlichem Druck und verstärkt die Verzweiflung. Denn oft werden dadurch Gefühle unterdrückt oder verdrängt. Außenstehende beachten dabei nicht, dass so psychische Erkrankungen entstehen können, dass sich Betroffene zurückziehen, weil sie zusätzlich unter Scham und dem Gefühl der Ausgrenzung leiden.

Nahestehende sollten Verständnis zu zeigen und die Trauer und Not ernst nehmen. Aber auch Betroffene sollten sich ihre Gefühle eingestehen und sich Hilfe suchen.

Die fehlende Trauer

"Fehlende Trauer" meint nicht das Nichtentstehen von Trauer, sondern vielmehr ein Phänomen, das eine extreme Form der verdrängten Trauer darstellt. Auch dabei handelt es sich um eine psychische Störung. Betroffene schaffen es in einer fehlgeleiteten, aber doch erfolgreichen Bemühung, ihre Gefühle zum Schweigen zu bringen. Sie führen ihren Alltag weiter, als wäre nichts geschehen – und das anscheinend erfolgreich. Der Preis dafür ist jedoch ein Bruch mit der Realität. Die Konfrontation mit der Realität wird so konsequent vermieden, dass der Verlust eines Angehörigen gar nicht wahrgenommen wird. So berichtete das Indian *Journal of Psychological Medicine* im Jahr 2014 vom Fall einer 80-jährigen Frau, die sich auch dreißig Jahre nach dem Tod ihres Sohnes nicht eingestehen wollte, dass dieser gestorben war – obgleich die Frau, wie die Forscher feststellen, einen sonst völlig normalen Geisteszustand aufwies.

Fehlende Trauer weist unter Umständen auch auf einen Schockzustand hin. Der Verlust wurde in diesem Fall noch nicht akzeptiert, gleichzeitig sind die vorweggenommene oder verzögerte Trauer eine mögliche Erklärung für diese Form der Trauer. Die Gründe dafür können so vielfältig sein.

Wenn die fehlende Fähigkeit zu trauern uns Sorgen bereitet, ist es ratsam, mit dem Betroffenen Gespräche zu führen und sich dem Thema des Verlustes sensibel anzunähern. Ist es offensichtlich, dass beispielsweise Angehörige oder Partner sich weigern, über das Thema zu sprechen, dann sollten professionelle Hilfe, Seelsorge oder ein Gespräch mit anderen vertrauten Menschen in einer Gruppe vorgeschlagen werden. Eine weitere Hilfsmöglichkeit besteht darin, vertraute Personen aus dem Umfeld zur Gesprächsaufnahme anzuregen.

Die überhöhte Trauer

Die letzte Form der Trauer, die wir in diesem Kapitel besprechen, ist die sogenannte überhöhte Trauer. Sie ist der anhaltenden Trauerstörung sehr ähnlich, wenngleich sie nicht zwingend eine schwere Störung darstellt. In diesen Fällen werden das Leid und die Unfähigkeit der Betroffenen, normal zu „funktionieren“, mit der Zeit nicht besser. Mit anderen Worten: Die Trauer wird im Laufe der Zeit immer intensiver und belastender. Einer von vielen möglichen Gründen ist das Erleben mehrerer schwerer Verluste in kurzer Zeit. Trauernde nehmen sich in diesem Fall als unfähig wahr, zu fühlen, da sie sich vielen Veränderungen auf einmal stellen müssen. Sie befinden sich dann in einer Art Überlebensmodus. Für eine bestimmte Zeit kann dies gut gehen, doch dadurch wird die Trauer nicht verarbeitet. Verstörtheit und Depressionen sind mögliche Folgen. Die Hilfe erfahrener Psychologen ist dringend notwendig.

Wie kann Trauer verarbeitet werden?

Wie wir nun bereits festgestellt haben, ist Trauer nicht gleich Trauer. Wie ein Mensch Trauer erlebt oder verarbeitet, hängt von vielen Faktoren ab, zu denen die individuellen Persönlichkeitsmerkmale, die eigene Biografie, die Beziehung zum verstorbenen Mitmenschen, kulturelle Faktoren und das soziale Umfeld zählen.

Es ist richtig und wichtig, dass jeder Mensch auf seine Weise trauert und den Verlust verarbeitet. Wer lernen möchte, die Trauer zu durchleben und mit ihr zu leben, muss verstehen, dass es dafür keine allgemein gültige Formel oder Anleitung gibt. Jeder muss für sich selbst herausfinden, was ihm am meisten hilft. Das funktioniert am besten, wenn man einige Grundprinzipien respektiert, zu denen das Zulassen der eigenen Gefühle, die Selbstfürsorge, Ehrlichkeit und Akzeptanz, Selbstreflexion und Geduld gehören.

Um einen Verlust wirklich zu verarbeiten und erfolgreich mit der eigenen Trauer umzugehen, muss man diese erkennen, anerkennen, verstehen und akzeptieren. Jegliches Wissen zum Thema Trauer und richtiger Trauerbewältigung kann einen dabei einen Schritt weiterbringen. So können wir uns selbst, aber auch andere Menschen unterstützen.

Ein Mensch, der dazu fähig ist, sich seiner Trauer zuzuwenden, kann sich dabei nicht nur selbst in seiner akuten Trauer unterstützen, sondern auch eine große Lektion für die Zukunft lernen. Wir sind soziale Wesen und umgeben uns mit Menschen, von denen uns einige für eine lange Zeit auf unserem Weg begleiten. Leider bedeutet das auch, dass die meisten von uns nicht nur einen einzelnen Trauerfall erleiden werden. Und darüber hinaus kann uns auch die Trauer um ein geliebtes Haustier, einen Beruf oder ein Ausbildungsverhältnis, einen Wohnort, ja selbst um einzelne Phasen unseres Lebens begleiten. Ich möchte damit keineswegs sagen, dass jede Trauersituation gleich schwer wiegt oder wir lernen, weniger Schmerzen zu empfinden, aber tatsächlich helfen uns die Erfahrungen, die wir sammeln, während wir trauern.

Wenn der Verlust plötzlich geschieht und der Gemütszustand akut ist, mag der Gedanke, dass es einmal besser wird, für viele Menschen schier unvorstellbar sein. Doch ich möchte Ihnen an dieser Stelle etwas Bedeutendes mit auf den Weg geben:

Mit der Zeit werden Sie lernen, mit dem Schmerz umzugehen und allmählich zurück in den Alltag zu finden – und es wird Ihnen besser gehen. Auch wenn Ihr Leben anders als früher sein wird, so ist es dennoch möglich, wieder zurück zum Leben zu finden und glücklich zu sein. Gewähren Sie sich dabei die Zeit, die Sie benötigen, um Ihren Verlust zu überwinden, denn nur so können Sie heilen. Trauer offenbart uns unsere Wunden, die wir durch den Verlust davontragen, und sie offenbart uns damit gleichzeitig, dass wir gefühlt und geliebt haben. Es ist durchaus möglich, dass einige dieser Wunden sehr tief sind und nicht vollständig heilen werden. Jeder von uns kann jedoch lernen, mit ihnen zu leben. Menschen, die in der Lage sind, die Trauer in ihrer Vollkommenheit zu erkennen, lernen viel über sich selbst und gleichzeitig über die Verbindung zur Welt, in der wir leben. Alles weitere über effektive Trauerbewältigung will ich gerne mit Ihnen im achten Kapitel dieses Buches besprechen.

Die Trauer und das Schuldgefühl

Dass Trauernde Schuldgefühle empfinden können, haben wir ja bereits angesprochen. Doch warum ist das so? Zunächst ist festzustellen, dass akute Trauer eine emotionale Ausnahmesituation darstellt, die Körper, Geist und Seele in große Unordnung bringt und bei der alle erdenklichen Gefühlsregungen intensiv wahrgenommen werden. Dazu gehören neben Traurigkeit, Seelenschmerz und Niedergeschlagenheit auch Empfindungen wie Scham, Sehnsucht, Neid, Zorn und Schuld. Das erlebe ich in meinem Beruf immer wieder aus erster Hand und durch Menschen aller erdenklichen Altersgruppen und mit allen möglichen kulturellen wie gesellschaftlichen Hintergründen. Für Hinterbliebene ist es immer hilfreich, die Gefühle, die sie wahrnehmen, ohne Schuldzuweisungen oder Kritik zu hinterfragen und zu verstehen. Nur so können sie nachhaltig aufgearbeitet werden.

Selbstvorwürfe und persönliche Schuldzuweisungen, die objektiv als irrational betrachtet werden können, treten nicht nur nach dem Tod eines Menschen auf. Wie wir uns erinnern, trauern Menschen aus verschiedensten Gründen. So auch, wenn eine Partnerschaft zu Ende geht und der einst nahestehendste Mensch andere Wege einschlägt und nicht mehr Teil des eigenen Lebens ist. Auch in solchen Fällen neigen einige Menschen – darunter besonders jene mit bestimmten

Persönlichkeitsmerkmalen wie Perfektionismus oder geringem Selbstwertgefühl – dazu, sich auf dysfunktionale (das heißt, nicht für das Wohlbefinden förderliche) Weise Selbstvorwürfe zu machen. Dies äußert sich beispielsweise in Gedanken wie:

"Hätte ich nur mehr Verständnis für das Verhalten meines Partners gezeigt-." oder

"Wäre ich nur weniger egoistisch gewesen!"

Die Trauer über den Tod eines Mitmenschen sorgt mitunter für vergleichbare Schuldgefühle, wenngleich der Tod naturgemäß noch unumkehrbarer ist als das Ende einer Beziehung oder die Kündigung eines Traumjobs. So unverständlich das Empfinden von Schuld für Außenstehende oft sein mag, so komplex und tiefgreifend sind die möglichen Gründe dafür. Ein wesentlicher Faktor sind ungelöste Konflikte, die aus der Beziehung mit dem verstorbenen Menschen vor dessen Tod stammen. Gefühle der Vernachlässigung oder Gekränktheit resultieren möglicherweise aus Jahren der schädlichen Verhaltensweisen und mangelnder Kommunikation, oder auch aus einem einzigen großen Konflikt oder Streit. Die Folge ist ein subtiler oder deutlich sichtbarer Riss, der sich in einer Beziehung auftut und der auch Jahre später noch spürbar ist. Findet keine Auflösung statt, bei der sich alle Personen gehört und respektiert fühlen, kann dieser Riss in der Beziehung zu Schuldgefühlen nach der Trennung durch den Tod führen – egal, ob der überlebende Angehörige sich im Recht sieht oder nicht. Auch die sogenannte Überlebensschuld *(survivor guilt)* spielt oft eine wichtige Rolle. Menschen, die eine besonders gute Meinung über einen verstorbenen Angehörigen haben, stellen sich womöglich die Frage, warum es diesen Angehörigen treffen musste, und sie selbst weiterleben dürfen.

Das Konzept der Verantwortung und Liebe durch Taten spielt eine wichtige Rolle für das eigene Selbstbild eines Angehörigen bei einem Todesfall. Angehörige, die bei der Sorge für einen nahestehenden Menschen etwa während einer Krankheit äußerste Aufopferung und Selbstlosigkeit gezeigt haben, machen sich am Ende dennoch Vorwürfe, nicht genug gegeben zu haben. Die Ursache dafür ist oft in einem komplexen Gebilde an Überzeugungen, Gewohnheiten und Gefühlen zu finden. Diese sind oft von Perfektionismus und hohen Erwartungen an sich selbst geprägt. Aber auch negative Gefühle gegenüber dem Verstorbenen, etwa Zorn und Groll durch ein Gefühl, mit dessen Tod verlassen worden zu sein, sind zu spüren. Nicht zuletzt hinterlassen nicht aufgearbeitete Traumata durch die Erfahrung des Sterbens und des Todes des Angehörigen ihre Spuren. All diese komplexen und beeinträchtigenden Gefühle und Gedanken aufzuarbeiten, erfordert ausreichend Zeit und Aufwand. Die Methode der Selbstreflexion, die auf die Frage eingeht, ob Schuldgefühle rational zu rechtfertigen sind, ist nur ein Teil der effektiven Aufarbeitung dieser Gefühle.

Der Ursprung von Schuldgefühlen und ihre effektive Aufarbeitung

Aus evolutionärer Perspektive ergibt die Existenz von Schuldgefühlen durchaus Sinn. In einer Zeit, in der unsere Vorfahren nur durch das Funktionieren in Gruppen langfristig überleben konnten, waren bestimmte Regeln und Normen für ein harmonisches Zusammenleben von entscheidender Bedeutung. Die Entwicklung eines Schuldgefühls dient in diesem Zusammenhang genauso wie Gesetze und deren Durchsetzung oder die soziale Ächtung von Fehlverhalten der Aufrechterhaltung sozialer Strukturen und moralischen Verhaltens. Von solchen Mechanismen profitiert die soziale Gruppe als Ganzes. In der Realität jedoch sind Schuldgefühle kein verlässlicher Indikator für ein tatsächliches, objektiv feststellbares Fehlverhalten. Falsche Erziehung oder traumatische, mit physischer oder psychischer Gewalt verbundene Erfahrungen mit Autoritätspersonen führen beispielsweise zu einem geschädigten Selbstbild, einem einseitig geformten Weltbild und letztendlich zu einer fehlgeleiteten, weil unrealistischen Wahrnehmung von Schuld.

Als Folge solcher Erziehung etwa empfinden viele Menschen Scham oder Schuld für natürliche und gewöhnliche Gedanken Gefühle und Wünsche. Auch die Einstellung zur Lebensführung, der Umgang mit sexuellen Neigungen und zahlreiche andere persönliche (und damit oft als "egoistisch" bewertete)

Vorlieben und Bedürfnisse sind betroffen. Die Bedürfnisse nach Ruhe, Zufriedenheit, der Abwesenheit von Schmerzen und einem selbstbestimmten Leben etwa sind völlig natürlich und berechtigt. Sie alle sind Ausdruck eines gewöhnlichen, gesunden Interesses nach Eigennutzen oder Selbsterhaltung

Bei Menschen, die einen Angehörigen verloren haben oder ihn beim Sterben begleiten, führen solche ganz natürlichen Wünsche und Denkmuster zu Schuldgefühlen, wenn diese ihnen zuvor als unmoralisch oder schlecht dargestellt wurden. Die Wahrnehmung von Schuld kann aber auch auf Dritte projiziert werden. Stirbt ein Angehöriger, richten sich häufig Schuldzuweisungen an das Pflegepersonal, Ärzte, Verwandte oder jegliche Personen, die irgendwie an den zum Tod führenden Umständen beteiligt waren. In gewisser Hinsicht stellt der so entstehende Zorn eine impulsive oder eine Schutz-Reaktion dar, die den Schmerz der Trauer etwas weniger überwältigend wirken lässt. Vergleichbar ist dies mit der reflexhaften Reaktion aggressiver Autofahrer, die andere Verkehrsteilnehmer nach einem Beinahe-Unfall anschnauzen und mit aggressiven Gesten attackieren, um so nicht über mögliche eigene Fehler nachdenken zu müssen.

Idealerweise begegnet man Schuldgefühlen mit einer Mischung aus Vergebung, Selbstreflexion und dem Dialog mit anderen. Wie auch beim Schmerz der Trauer ist es wichtig, das wahrgenommene

Gefühl zu akzeptieren – unabhängig davon, welche Daseinsberechtigung man ihm entgegenbringen will. Der Frage der Berechtigung kann im Prozess der Reflexion nachgegangen werden. Im Gespräch mit anderen Angehörigen, professionellen Sozialarbeitern, Trauerberatern oder Psychologen wird untersucht, wie viel negativen Einfluss der Trauernde tatsächlich am Sterben eines Angehörigen hatte, im Vergleich mit den positiven Einflüssen auf dessen Leben. In gleichen Sinn sollte ein genereller Austausch von Gefühlen und Gedanken mit Freunden, Familienangehörigen und anderen nahestehenden Menschen stattfinden, in dem Raum für Reflexion, Verständnis und neue Erkenntnisse geboten wird. Das große Ziel dieser Prozesse ist die Selbstvergebung. Dabei wird die eigene Rolle im Leben des verstorbenen Angehörigen, die eigenen Bedürfnisse wie auch alle positiven und negativen Gefühle als menschlich, natürlich und berechtigt akzeptiert. Zuletzt bieten Achtsamkeitspraktiken und positive Rituale einen Weg zur inneren Ruhe und Akzeptanz. Die Energie von Zorn und Schuld lässt sich in diesem Austausch in konstruktive, hilfreiche Energie umwandeln. Wenn Sie an dieser Stelle nach einer Anleitung zu einem konkreten, hilfreichen Ritual zur Bewältigung von Schuldgefühlen suchen, probieren Sie folgende Methode aus:

Schritt 1:

Setzen Sie sich an einen ruhigen Ort und nehmen Sie sich Zeit, um über Ihre Gefühle, Gedanken und unausgesprochene Worte gegenüber dem Verstorbenen nachzudenken – inklusive der Fehler, die Sie Ihrer Ansicht nach begangen haben. Schreiben Sie diese auf, ohne sich zu zensieren. Lassen Sie alles fließen, was Sie gerne gesagt hätten oder was Sie beschäftigt.

Schritt 2:

Nehmen Sie sich Zeit, um anhand Ihrer Notizen einen Brief zu formulieren. Teilen Sie dem Verstorbenen mit, was Sie ihm gerne noch gesagt hätten, welche Gefühle Sie belasten und welche unerledigten Dinge Sie beschäftigen, die möglicherweise zwischen Ihnen stehen. Seien Sie dabei ehrlich und einfühlsam, auch sich selbst gegenüber.

Schritt 3:

Legen Sie den Brief für einige Tage beiseite. Erlauben Sie sich selbst, Abstand zu gewinnen und Ihre Gedanken zu sortieren.

Schritt 4:

Nach einigen Tagen nehmen Sie sich erneut Zeit, um den Brief zu lesen. Reflektieren Sie, wie sich Ihre Gefühle möglicherweise verändert haben und ob Sie etwas hinzufügen oder ändern möchten.

Schritt 5:

Entscheiden Sie, ob Sie den Brief symbolisch oder physisch "abschicken" möchten. Dies könnte bedeuten, ihn zu verbrennen und die Asche zu verstreuen, ihn zu vergraben oder ihn an einem besonderen Ort niederzulegen, der Sie mit dem Verstorbenen verbindet. Dabei geht es nicht darum, Ihre Gefühle oder den Inhalt des Briefes zu vernichten, sondern darum, dem Verstorbenen eine wichtige Geste der Kommunikation über das Jenseits hinaus zukommen zu lassen und zugleich zu signalisieren, dass Sie sich auf den Weg der Heilung begeben.

Die verschiedenen Trauermodelle

Trauermodelle unterscheiden sich von den bereits beschriebenen Trauertypen insoweit, als diese nicht die Art, sondern den Mechanismus hinter dem Prozess beschreiben. Um einen solchen Prozess zu verstehen und in Gang zu bringen, wurden verschiedene Trauermodelle entwickelt, die die Trauer in einzelne Phasen trennen. Im zweiten Kapitel werde ich das Modell von Verena Kast noch näher und anhand von Beispielen erläutern, um dieses nachvollziehbarer zu machen.

Wenn die Rede von Trauermodellen ist, heißt das nicht, dass Trauer einen bestimmten, universellen Ablauf folgt oder dass man sich an gewisse Punkte "zu halten hat". Denn wie wir bereits wissen, ist Trauer individuell, und daher laufen diese Phasen nicht immer linear ab und können sich durchaus überlappen. Dennoch haben diese Modelle eine gewisse Aussagekraft, wurden sie schließlich aus vielen Beobachtungen von sterbenden und trauernden Menschen sowie deren Begleitung von Trauerforschern heraus entwickelt.

Schauen wir uns einige Modelle an.

Das Trauermodell von Bowlby und Parkes

John Bowlby und Colin Murray Parkes sind zwei renommierte Forscher im Bereich der

Bindungstheorie und Trauerforschung. Obwohl beide Wissenschaftler in ihren Ansätzen zur Trauer einzigartige Beiträge geleistet haben, wird vor allem Parkes' Arbeit heute in Verbindung mit der Untersuchung spezifischer Trauerphasen gebracht. Hier ist der Grundverlauf seines Modells:

1. **Betäubung.** In dieser Phase reagieren Menschen oft mit Unglauben und Gefühlen von Schock. Die Realität des Verlusts wird möglicherweise noch nicht vollständig akzeptiert, sowohl Gefühle als auch die Wahrnehmung sind wie "betäubt."

2. **Sehnsucht/Verzehrung**. Als nächstes versuchen Trauernde, den Verlorenen auf unterschiedliche Weise "wiederzufinden", sei es durch das aktive Schwelgen in Erinnerungen, das Erleben von Träumen und Tagträumen und andere Aktivitäten oder Phänomene, die Ausdruck der Suche nach Verbindung sind (zum Beispiel die Fortsetzung gemeinsamer Interessen, die Suche nach Zeichen oder gar übernatürlicher Erscheinungen oder das Pflegen von Ritualen der gemeinsamen Verbindung).

3. **Desorientierung und Desorganisation.** Sobald Trauernde den endgültigen Verlust realisieren, folgt eine Phase der intensiven Verwirrung und Desorientierung. Alltägliche Aktivitäten auszuüben, wird schwierig bis unmöglich, da Trauernde

versuchen, sich an die Realität des Verlusts anzupassen. Diese Phase ist von Unsicherheit und emotionaler Instabilität geprägt, während Trauernde nach Wegen suchen, ihr Leben neu zu ordnen.

4. Neuaufbau/Reorganisation. Ist die Phase der Desorientierung abgeschlossen, beginnt der aktive Prozess der Anpassung an die neue Realität. Dazu gehören eine neue Sinnsuche und die Entwicklung neuer, gesunder Routinen. Schlussendlich wird die Tatsache des Verlusts in die eigene wahrgenommene Lebensgeschichte integriert.

Das Trauermodell nach Verena Kast

Das Trauermodell von Verena Kast betont den individuellen und aktiven Charakter des Trauerns. Es legt besonderen Wert auf die Suche nach Sinn und die schrittweise Neuorientierung, während die trauernde Person sich auf den Weg macht, eine neue Verbindung zu sich selbst und zur Welt herzustellen.

1. Das Nicht-Wahrhaben-Wollen. Kast ist der Ansicht, dass dies die erste Phase nach der Trauer ist. Durchaus vergleichbar mit der ersten Phase des Modells von Bowlby und Parkes wird durch den Verlust ein akuter "Gefühlsschock" ausgelöst und der Verlust nicht vollständig akzeptiert, sondern vielmehr geleugnet.

2. Das Aufbrechen chaotischer Emotionen. Die nächste Phase kann auch als die "emotionale Phase" bezeichnet werden, da Trauernde nun ein wahres Sammelsurium an ungeordneten und intensiv auftretenden Gefühlen erleben, zu denen neben Traurigkeit auch Wut, Schuld und Angst gehören. Da diese Gefühle nicht nur chaotisch und intensiv, sondern auch widersprüchlich wirken können, sind die Trauernden oftmals überwältigt.

3. Das Suchen, Finden und sich trennen. Nachdem der geliebte Mensch als verloren erkannt wird, wird er – der Name dieser Phase wird es verraten – gesucht. Und das überall, wo es möglich ist: An den Orten, an den man gemeinsam Zeit verbrachte, in Erinnerungen und Träumen, in Gesprächen mit dem Verstorbenen in der eigenen Fantasie, im Gespräch mit anderen. So wie der Verstorbene gesucht wird, wird auch der Sinn im eigenen Leben wiedergesucht. Am Ende der Phase steht die Trennung, dieses Mal nicht im physischen und metaphysischen (das heißt. im Übergang vom Leben zum Tod), sondern im emotionalen und seelischen Sinn. Der Trauernde findet am Ende einen Weg, ohne seinen Angehörigen weiterzuleben.

4. Neuer Selbst- und Weltbezug. Hierbei handelt es sich um die abschließende Phase. Der Trauernde beginnt damit, sich neu zu orientieren und entwickelt einen neuen Selbstbezug, aber auch einen neuen Weltbezug. Der Verlust wird auch hier in das Leben integriert. Der Trauernde akzeptiert nun die veränderte Realität ohne die geliebte Person und passt sein Leben der neuen Situation an.

Das Trauermodell nach Elisabeth Kübler-Ross

Elisabeth Kübler-Ross entwickelte dieses Modell ursprünglich für die Erforschung der Palliativpflege, aber es hat zu Recht Anwendung bei der Beschreibung aller möglichen Formen von Verlust und Trauer gefunden, inklusive der Trauer über einen verstorbenen Angehörigen. Schwerpunkte liegen auf den individuellen Ausprägungen der Trauer und der Vielfalt der möglichen Emotionen, die bis zum Erreichen der Akzeptanz auftreten können.

1. Nicht wahrhaben wollen. Das ist die Initialreaktion auf einen Verlust. Der Trauernde ist unfähig, die Realität zu akzeptieren und erlebt Gefühle von Schock, Leugnung und Unwirklichkeit.

(Die "Initialreaktion" bezeichnet die unmittelbaren, ersten emotionalen und kognitiven Reaktionen einer Person auf einen Verlust. Schock, Leugnung oder die Schwierigkeit, die Realität zu akzeptieren sind typische Reaktionen)

2. Zorn. In dieser Phase erleben Trauernde Wut oder Frustration im Angesicht der von ihnen als ungerecht und grausam wahrgenommenen Ereignisse. Es kommt durchaus vor, dass Betroffene Gefühle der Wut gegenüber der verstorbenen Person oder gegen andere Personen oder Entitäten – etwa das Schicksal oder Gott – erleben. Letztendlich handelt es sich um eine intensive emotionale Schmerzverarbeitung.

3. Verhandeln. Trauernde versuchen nun, mit der Realität des Verlusts zu verhandeln. Dies geschieht oft durch Bitten oder Versprechen. Dabei wird unter anderem nach einem Ausweg gesucht oder auch nach einer Möglichkeit, den Verlust wieder rückgängig zu machen.

4. Depression. Trauernde erleben tiefe Traurigkeit und das Gefühl von Verlust. Häufig kommen auch Gefühle wie Hilflosigkeit und Einsamkeit hinzu. Allmählich beginnen sie die Endgültigkeit des Verlusts zu akzeptieren, ebenso den Schmerz darüber, dass die geliebte Person nicht mehr da ist.

5. Zustimmung. Die trauernde Person akzeptiert in dieser letzten Phase schlussendlich den Verlust. Im Idealfall ist sie bereit, weiterzugehen und neuen Perspektiven im Leben eine Chance zu geben. Der Verlust wird langsam, aber mehr und mehr erträglich und zugleich Teil der Normalität, das emotionale Gleichgewicht baut sich allmählich wieder auf. Der Trauernde beginnt damit, eine neue Realität zu entwickeln.

Im Folgenden werden wir uns anhand einiger Geschichten miterleben, wie Trauer im realen Leben aussehen kann.

Trauerphasen in der Praxis

„Die Trauer verändert uns, aber es braucht Zeit, um herauszufinden, wer wir in der neuen Normalität sind.“ – Michelle Obama

Es gibt dutzende Modelle, Theorien und Forschungsansätze, die in dem Versuch geschaffen wurden, Trauer zu verstehen. Bei den drei Modellen, die wir gerade betrachtet haben, können wir jedoch einige gemeinsame Muster herauslesen, die sich in fast jeglicher erdenklichen Arbeit zum Ablauf von Trauer widerspiegelt. Schauen wir uns diese "Schlüsselphasen" eines jeden gesunden Trauerprozesses noch einmal genauer an und beleuchten wir diese mit Beispielen. Wie Sie aufgrund des Namens dieses Kapitels schon ahnen, sind diese Beispiele nicht zufällig gewählt oder erdacht. Sie alle wurden durch Erfahrungen aus meinem langen Berufsleben inspiriert – natürlich in abstrahierter Form und mit geänderten Namen – und sie alle haben noch eines gemeinsam: Sie zeigen, wie trauernde Menschen irgendwann in der Zeit nach ihrem Verlust wieder zum Leben gefunden haben. Dabei haben ihnen Reflexion, Geduld, Akzeptanz, Unterstützung durch andere und zuletzt positive Rituale und das Kultivieren positiver Gedanken geholfen. Wir werden uns jeden der Fälle genau ansehen. Ich möchte Sie bitten, darauf zu achten, welche persönlichen Lektionen und Schlüsse Sie bei jedem Beispiel für sich entnehmen können.

Die vier Schlüsselphasen der Trauer

Die folgenden Phasen orientieren sich am Modell von Verena Kast, jedoch finden sich wie erwähnt wesentliche Elemente davon in allen gängigen Theorien über Trauer – sei es die erste Phase, die von Leugnung und Protest, oder die letzte, die von Akzeptanz und dem tiefgreifenden Streben nach Frieden und Neuorientierung geprägt ist. Daher nenne ich diese Phase an dieser Stelle "Schlüsselphasen".

Phase 1: Verleugnung

Ein geliebter Mensch stirbt und als Angehöriger weiß man es – und weiß es doch nicht. Man will es einfach nicht wahrhaben. Die psychologischen Mechanismen hinter diesem Phänomen sind vielfältig, beruhen aber auf dem Einsetzen einer Schutzfunktion des Geistes, sich vor bedrohlichen und höchst belastenden Situationen zu schützen.

Der Trauernde steht zunächst unter Schock und kann nicht begreifen, was passiert ist. Das führt dazu, dass das Geschehene zunächst abgelehnt, sogar verleugnet wird. Trauernde sind in dieser Phase oft davon überzeugt, dass es sich um einen Irrtum handeln muss.

Nicht selten ziehen sich die Trauernden zurück oder isolieren sich zunächst. Mit dieser Reaktion versuchen sie, sich selbst zu schützen. Den Schmerz, den die Realität mit sich bringt, wollen sie nicht erleben, denn er kommt mit voller Wucht und oft unerwartet.

Wer einen geliebten Menschen verliert, fühlt sich unmittelbar danach oft hilflos und fragt sich, wie es jemals weitergehen soll. Er oder sie mag sich von den zahllosen, quälenden Fragen gepeinigt fühlen: Welche Aufgaben kommen auf mich zu? Wie kann mein Leben ohne ihn oder sie weiterlaufen und wie kann es noch einen Sinn haben? Immerhin war er oder sie ein wichtiger Mensch in meinem Leben – vielleicht sogar die große Liebe, mit der ich schon viele Jahre zusammen war. Damit einher geht auch das Gefühl der Ohnmacht. Obwohl die eigene Welt gerade stillzustehen scheint, dreht sich um einen herum alles weiter.

Wie lange diese Phase anhält, lässt sich nicht auf einen bestimmten Zeitraum festlegen, denn jeder Mensch geht anders damit um. Daher kann es durchaus möglich sein, dass diese Phase bereits nach Stunden vorüber ist, oder sogar Tage, Wochen oder gar Monate anhalten kann.

Angehörige der trauernden Person stehen hier vor einer besonderen Herausforderung. Sie müssen den Trauernden begleiten und ihm eine Stütze sein. Gleichzeitig gilt es, den Wunsch des Trauernden zu berücksichtigen. Wenn dieser lieber allein sein möchte, gilt dies zu akzeptieren. Zwar sind Mitgefühl, Anteilnahme und Fürsorge in dieser Phase sehr wichtig, doch sollte nichts gegen den Willen des Betroffenen geschehen.

Beispiel 1:

Anna, 36, ist noch auf der Arbeit, als sie einen Anruf von ihrer Schwägerin bekommt. Diese teilt ihr mit Tränen in den Augen und entsetzter Stimme mit, dass Annas Ehemann Timo, 38, einen schweren Autounfall hatte und dieser im Krankenhaus ist. Anna gibt kurz ihren Kollegen Bescheid und bricht sofort auf, um zu ihrem Mann zu fahren. Viel später wird ihr auffallen, dass sie sich nur dunkel an den Anruf ihrer Schwägerin und überhaupt nicht an das Gespräch mit Kollegen erinnern kann. Als sie im Krankenhaus ankommt, erkundigt sie sich sofort nach ihrem Mann und dem zuständigen Arzt. Ihre Schwägerin sitzt bereits vor dem OP-Bereich und beide Frauen fallen sich weinend in die Arme. Timo werde gerade operiert, erklärt sie ihr. Wenig später werden beide von einem anderen Zimmer kommenden, Anna noch völlig unbekannten Arzt begrüßt, der sie routiniert und ohne viele Worte in ein kleines Besprechungszimmer dirigiert. Anna wird sich später an kleine, recht willkürlich erscheinende Details erinnern – das ungewöhnlich schlecht sitzende Hemd des Arztes etwa, oder dass sie von seinen Augenbrauen an einen entfernten Verwandten aus ihrer Kindheit erinnert wurde. An was sie sich nicht mehr erinnern wird, ist die genaue Wortwahl, mit denen der Arzt den beiden Frauen mitteilte, dass Timo es nicht geschafft hatte. Er hatte nur rund zehn Minuten nach Beginn der Notfallkraniotomie – einem Eingriff, mit dem der Hirndruck nach einem schweren Schädel-Hirn-Trauma reduziert werden soll – einen Herzstillstand erlitten. Anna kann zunächst nicht glauben, was der Arzt sagt. Sie weint an diesem Tag noch ein paar Mal und spricht mehrmals mit ihrer Schwägerin sowie am Telefon mit Verwandten und Freundinnen, fühlt sich aber sonderbar neben sich. Die nächsten Tage vergehen für sie wie im Zeitraffer und jemand, der sie in diesem Zeitraum beobachten würde, würde sie vielleicht als einen Menschen "in Trance" beschreiben.

Auch nach ein paar Wochen hat es Anna noch nicht geschafft, den Tod von Timo zu realisieren. Immer wieder schaut sie reflexartig auf ihr Handy, als würde sie überprüfen wollen, ob eine weitere der tausenden Nachrichten eingegangen ist, die sie im Laufe ihrer Beziehung zu Timo von ihm erhalten hat – tausende Nachrichten, die ein einzigartiges Bild von beiden Menschen abgeben. Nachrichten, die Pläne für das Abendessen oder den gemeinsamen Wochenendeinkauf enthielten, Fragen über die Befindlichkeit des anderen, oder einfach Fotos von Hunden oder lustige Bilder. Annas und Timos modern eingerichtete Wohnung weist einen Einrichtungsgegenstand auf, der viel älter ist als alle anderen: Eine alte Standuhr, ein Erbstück von Timos

Großvater. Immer, wenn diese 18 Uhr schlägt, schaut Anna reflexartig auf ihr Handy, denn fast jeden Tag hatte Timo ihr um diese Zeit geschrieben, dass er sich gerade von der Arbeit auf den Nachhauseweg machte. Erwartungsvoll schaut sie auch Wochen nach seinem Tod um Punkt 18 auf ihr Handy, als bestünde eine gute Chance, dass ihr Mann ihr plötzlich wieder schreibt.

Anna ist bewusst, dass es nicht gut sein kann, wenn dieser Zustand anhält. Obwohl sie noch keine akute Trauer erlebt, fühlt sie sich ständig unruhig, angespannt und „auf Eis gelegt“. Sie sucht den Austausch mit Familienmitgliedern und engen Freundinnen und Freunden. Mit ihnen kann sie ohne Angst vor negativen Konsequenzen über ihre Gefühle sprechen, was ihr hilft, den Verlust allmählich zu akzeptieren und zu verstehen, dass sie nun ein Leben ohne ihren geliebten Mann führen muss. Schritt für Schritt stellt sie sich auf die neue Realität ein. Sie verstaut schmerzende Erinnerungsstücke, um nicht jedes Mal, wenn sie diese sieht, an ihren Mann erinnert zu werden und wieder zu hoffen, dass er schon bald durch die Wohnungstür kommen wird. Aber natürlich kann sie nicht augenblicklich alle Gegenstände, die sie irgendwie an ihn erinnern, verschwinden lassen. Viele Momente und Anblicke werden auch in Zukunft noch Erinnerungen von früher wecken, selbst wenn Anna sich entscheiden sollte, die Wohnung zu renovieren oder umzugestalten.

Schließlich unterhält sich Anna mit einer guten Freundin, die sie beruflich kennengelernt hat Die Freundin erzählt, dass es ihr geholfen habe, ein Foto ihrer verstorbenen Mutter, dass sie in ihren besten Jahren zeigt – gesund und in fröhlicher Stimmung – an einen gut gewählten Ort ihres Hauses aufzustellen. Sie hatte sich für den Rand ihres Esstisches entschieden und entwickelte schließlich ein kleines Ritual: Zu jedem Abendessen zündete sie eine Kerze neben dem Bild an. Das gab ihr das Gefühl, dass ihre Mutter immer noch da war, auch wenn sie diese nicht sehen konnte – auf eine andere Art, als ein lebender Mensch physisch anwesend sein konnte, aber dennoch wurde ihrer Mutter auf diese Weise eine Präsenz verliehen, die nicht wehtat, sondern heilte.

Beispiel 2:

Michael ist 48 und zog vor drei Jahren – nach der Trennung von seiner langjährigen Partnerin – wieder zu seiner Mutter Gabriele, die zu diesem Zeitpunkt 74 und bereits pflegebedürftig war. Nun ist Gabriele gestorben. Manch ein Beobachter hätte vermutet, dass dieser Todesfall für Michael keine enorme Belastung darstellen würde, und Michael selbst war davor fest dieser Ansicht. Schließlich waren die Monate vor Gabrieles Tod alles andere als eine Zeit, die von zwischenmenschlicher Harmonie oder schönen Erinnerungen geprägt war. Schon Michaels Entscheidung, zurück in sein Elternhaus zu ziehen, um Gabriele nicht allein zu lassen, traf er nur mit viel Widerwillen. Der so befeuerte Groll gegen sie verstärkte sich in der folgenden Zeit durch die für beide oft erschöpfende, frustrierende und von Streit und sogar Abneigung geprägte Zeit der Pflege und Gabrieles langsames Sterben. Mutter und Sohn blickten auf eine von Schwierigkeiten geprägte Vergangenheit zurück, denn Michael hatte Gabriele die Scheidung von Michaels Vater, der nur kurz darauf verstorben war, nie verziehen. Gabrieles Tod erwartete Michael in den letzten Wochen, in denen sich ihr Zustand bereits stark verschlechtert hatte, daher mit viel Hoffnung auf Erleichterung (obwohl er dies nie offen zugeben durfte) und Michael malte sich die Zeit danach "in Freiheit" mit positiven Vorstellungen aus.

In den ersten Wochen nach dem Tod seiner Mutter scheint sich dieses Bild der zerrütteten Beziehung der beiden auch zu bestätigen, denn Michael tut gegenüber Arbeitskollegen, Nachbarn und Freunden, als wäre nichts geschehen. Und doch hat sich etwas verändert, denn in mit der Zeit wird ein Verhalten offensichtlich, dass man als völligen Rückzug bezeichnen kann. Michael besucht die Familie nicht mehr und bemüht sich auch nicht mit mehr, mit seinen Freunden in Kontakt zu treten. Auch bei seinen sonstigen Interaktionen auf der Arbeit und im Alltag beschränkt er sich auf die nötigsten Gespräche. Nach innen weigert er sich, sich mit der Realität auseinandersetzen und verleugnet den

Verlust. Es wird klar, dass der Tod seiner Mutter Michael keineswegs unberührt gelassen und trotz aller bestehenden Konflikte einen großen Verlust in sein Leben gebracht hat, der ihn emotional zutiefst beeinträchtigt.

Dadurch, dass Michael sich von allen fernhält und zunehmend isoliert, erhält er jedoch keine Unterstützung. Seine emotionale Isolation wird noch mehr verstärkt und eine gesunde Verarbeitung verhindert, da er mit niemanden über den Verlust spricht.

Eines Tages wird Michael plötzlich von der Realität überwältigt. Ein Schwall an Emotionen und Eindrücken – Trauer, Hilflosigkeit, Angst und Verlorenheit – bricht über ihn herein und er weiß nicht, wie ihm geschieht. Immer wieder macht er sich Gedanken über den Verlust seiner Mutter und den Stellenwert, die sie in seinem Leben hatte: Die vielen Jahre, die sie ihn in seinem Leben und seiner Entwicklung begleitet hat, die Zeit, als er ein Kind und sie für ihn alles auf der Welt war, aber auch sein Erwachsenenleben, in dem er sich wie selbstverständlich bei ihr meldete, sobald irgendetwas Wichtiges in seinem Leben passiert war und viel auf ihre Anerkennung gab, auch wenn sie oft nicht einer Meinung waren. Dabei erlebt er den Schmerz des Verlustes ebenso stark wie seine innere Überzeugung, nicht trauern zu müssen. Zugleich macht sich der von ihm erlebte

Verlust psychosomatisch bemerkbar und er fühlt sich ständig erschöpft, unruhig, verspannt und findet kaum Schlaf. Dies zwingt ihn dazu, sich krank zu melden. Er bleibt zu Hause und ist wieder allein, da er lange Zeit niemanden mehr besucht hatte. Sein Arzt verschreibt ihm Tabletten zur Beruhigung und rät ihm, sich psychologische Hilfe zu suchen, da einiges aufzuarbeiten sei. Michael nimmt diesen Rat schließlich an und hat mehrere Termine bei einem Psychiater und danach bei einem Psychotherapeuten. Erst rund vier Wochen später kann er wieder Kontakt zu Familie und Freunden suchen und ist zu diesem Zeitpunkt bereit, sich zu öffnen. Er spricht über den Schmerz des Verlustes, den er erlebt, und auch über seine Erkenntnis, sich für diesen geschämt zu haben.

Beide Beispiele zeigen, wie Menschen mit verschiedenen Biografien und Lebensumständen unterschiedlich auf den Verlust von geliebten Menschen reagieren – und beide zeigen, wie sie Unterstützung durch Mitmenschen und Hilfsmittel finden und nutzen. Selbstgewählte Isolation kann ein Verhalten sein, das trauernde Menschen an den Tag legen, kann aber die Lage nur schlimmer machen und trägt nicht zum Heilungsprozess bei.

Phase 2: Wut

Die folgende Phase eines archetypischen Trauerprozesses wird an dieser Stelle mit „Wut“ beschrieben, wenngleich sie im Trauermodell von Kast mit dem „Ausbrechen chaotischer Emotionen“ betitelt wird. Das liegt daran, dass Wut in vieler Hinsicht als Inbegriff einer chaotischen Emotion verstanden werden kann. So ist das Wesen der Wut der Konflikt, sei er innerlich oder äußerlich. Darüber hinaus hat Wut eine zerstörerische Kraft, die sowohl im Inneren als auch Äußeren Chaos schafft, sofern diese mächtige Emotion nicht kontrolliert und richtig verarbeitet wird. Trauernde verspüren mitunter enorme Wut, die sich oftmals gegen das ungerechte Schicksal, dass dem Verstorbenen widerfuhr, richtet. Zugleich werden aber auch Angehörige mit einem ungerechten Schicksal, dem Verlust, konfrontiert, weshalb diese auch Zorn und Missgunst gegenüber dem Verstorbenen erleben.

Ein Trauernder fragt sich dabei nicht selten, warum gerade ihm das alles passieren musste, obwohl doch eigentlich jemand anderer verstorben ist. Dieses Gefühl kann auf verschiedene psychologische Dynamiken zurückzuführen sein. So kann es vorkommen, dass sich Trauernde von dem Verstorbenen verlassen und im Stich gelassen fühlen. Andere werfen den Verstorbenen vor, nicht genug um ihr Leben gekämpft zu haben. Auch Schuldgefühle gegenüber dem Angehörigen oder ungelöste Konflikte vor dem Tod können solche Gefühle auslösen. Zuletzt dient die Wahrnehmung der Ungerechtigkeit oft als enormer Katalysator für Zorn. Der dadurch empfundene Schmerz richtet sich als Zorn oft gegen alle erdenklichen Beteiligten, sofern er keine produktive Verarbeitung findet.

Wie lange diese Phase andauert, hängt von vielen Faktoren ab, beispielsweise davon, wie eng die Verbindung zwischen Verstorbenem und Hinterbliebenen war. Handelt es sich um einen nahestehenden Verwandten oder Geliebten, wird die Phase länger andauern, als dies bei einem Bekannten der Fall gewesen wäre. Dazu kommen die individuellen Persönlichkeitsmerkmale des Trauernden, ebenso wie seine Fähigkeiten, Trauer zu verarbeiten.

Beispiel 1:

Torsten ist 40 und seine Lebensgefährtin Sarah 35, als Sarah mit Brustkrebs diagnostiziert wird. Im Laufe der Diagnose wird auch klar, dass Sarah ein Gen trägt, das die Wahrscheinlichkeit dieser Krebsart unabhängig von ihrem Lebensstil stark erhöht – und das, obwohl keine ihrer direkten, weiblichen Verwandten zuvor an Brustkrebs erkrankt war. Bei zunächst guter Prognose erhält sie mehrere Runden Chemotherapie, die mit Erfolg und der Diagnose der vollständigen Remission abgeschlossen wurde. Doch es kommt, wie es kommen musste: Rund zwei

Jahre später werden zuvor ruhende Krebszellen aus einer metastatischen Kolonie in Sarahs Leber entdeckt und die bereits erleichterte Frau muss mit einem weiteren Schicksalsschlag leben. Drei lange und quälende Jahre später verstirbt Sarah nur wenige Monate vor ihrem 40. Geburtstag in den Armen ihres Lebensgefährten und im Kreis ihrer Familie an Leberkrebs. Für den einst lebensfrohen und sensiblen Torsten ist es das nächste Kapitel eines Albtraumes, der mit einem Arztbesuch fünf Jahre zuvor begonnen hatte. Im Laufe der letzten Jahre wandelte sich seine Angst und Frustration, Sarah nicht helfen zu können und ihr Leiden Tag und Nacht mitzuerleben, in bitteren Zorn. Zorn auf den Krebs, auf die Ungerechtigkeit, die Sarah angetan wurde, auf jene Verwandten und Freundinnen, die sich nicht mehr blicken ließen, als Sarahs Zustand sich verschlechterte, aber auch auf die Ärzte und die gewählten Behandlungsmethoden. Ständig und wie versessen fragt er sich, ob etwas übersehen wurde, ob alternative Therapien eine Heilung ermöglicht hätten und ob man Sarah nicht doch irgendwie besser helfen hätte können.

Sehen wir uns diese Dynamik und die weitere Entwicklung der Gefühlswelt von Torsten einmal genauer an. Im Prinzip kann sein Leben von diesem Punkt an zwei mögliche Wege einschlagen:

a. Torsten verharrt in seinem Zorn und strebt gleichzeitig nicht danach, seine innere Unruhe anderen mitzuteilen. Er zieht sich immer mehr zurück und lässt die Nähe anderer Menschen nicht zu. Statt den Austausch mit anderen zu suchen, versucht er, selbst mit seiner tiefen Unzufriedenheit und seinem Zorn fertigzuwerden. Tag und Nacht beschäftigt ihn die Frage "Was hätte man anders machen können?" und legt dadurch ein Verhalten an den Tag, dass in der Psychologie als Pathologisches Grübeln bezeichnet wird: die Tendenz, unaufhörlich wieder belastenden Gedanken und Gefühlen nachzuhängen, ohne Fortschritte bei der Lösung zu machen. Dabei macht er sich ständig selbst Vorwürfe und kultiviert den Gedanken, auch er hätte nicht genug unternommen, um Sarah zu helfen. Durch diese fortlaufende Pflege hinderlicher und letztendlich auch destruktiver Gedanken kommt Torsten zu keiner Erkenntnis und verstärkt zuverlässig seine Annahme, dass bei der Behandlung von Sarahs Erkrankung etwas gravierend falsch gelaufen ist, das verhindert hätte werden können. Zugleich leidet sein Selbstwert unter diesem Zustand, da er sich zum einen als Schuldigen für die Fehler der Behandlung sieht, und zum anderen, weil weder im Trauerprozess noch an anderer Stelle in seinem Leben Wandel oder ein Fortschritt zu beobachten ist. Mittelfristig verschlimmern sich der Schmerz und der Ärger, den Torsten empfindet, immer mehr. Er ist in einem Teufelskreis gefangen, der ihm langfristig großen seelischen und körperlichen Schaden bringen könnte.

b. Torsten kommt zur Erkenntnis, dass er es nicht allein schaffen kann. Obwohl es Kraft erfordert, teilt er die Gedanken, die ihn immer wieder verfolgen, Mitmenschen mit. Er sucht Gespräche mit engsten Vertrauten, Angehörigen, Seelsorgern und Psychologen – und zuletzt auch mit Sarahs behandelnden Ärzten. So kann er zu einem tieferen und (was noch wichtiger ist) ausgeglicheneren Bild über den Verlauf von Sarahs Krankheit und der Frage nach ihrer Heilung kommen. In Übereinstimmung mit dem Rat einiger engster Freunde lässt er Wut, Zorn und Frustration zu Wort kommen und versucht sowohl sich selbst als auch anderen, die Sarah Hilfe zukommen ließen, zu vergeben und den Gedanken zu kultivieren, dass es keinen Sinn hat, für immer zornig zu sein. Er versucht, sich an den Gedanken zu gewöhnen, dass auch Sarah das nicht gewollt hätte. Nach einiger Zeit stellt sich ein Wandel ein. Torsten erkennt, dass alles Menschenmögliche versucht wurde, um Sarah zu helfen, aber man nicht jede Krankheit heilen kann. Torsten hat nicht nur alle Gefühle, die ihn ergriffen hatten, zugelassen und akzeptiert, sondern sich auch gesunde Verhaltensweisen zu ihrer Verarbeitung angeeignet und dadurch richtige Trauerarbeit geleistet.

Phase 3: Das Suchen und Finden

Während dieser Phase versuchen Trauernde, ihre verstorbenen Angehörigen "wiederzufinden" – so gut dies im Bewusstsein von deren Tod möglich ist.

Zugleich haben archetypische Verhaltensweisen dieser Phase oft etwas Aufschiebendes in sich, was nicht allzu schlecht ist. Schließlich wird damit zumindest unbewusst die Phase eines selbstbestimmten Lebens ohne den Verstorbenen eingeläutet. Zunächst streben Trauernde jedoch weiterhin danach, kein Leben ohne die verstorbene Person zu führen und erwecken diese Person daher wieder zum Leben, auf der Welt und in sich selbst. Damit können Verhaltensweisen und Rituale gemeint sein, mit der Trauernde sich an den Verstorbenen und die gemeinsame Zeit rückbesinnen, aber auch Erinnerungen, die wieder und wieder gepflegt und kultiviert werden. Dies hat den Vorteil, dass der Abschied sich nicht so endgültig anfühlt, macht jedoch auch nötig, dass sich Trauernde irgendwann ein zweites Mal von ihrem geliebten Menschen trennen müssen. Denn für eine gesunde Verarbeitung des Trennungsschmerzes ist es nötig, sein Leben eigenständig und selbstbestimmt fortführen zu können – das heißt, ohne auf die ständige Rückbesinnung und Wiederbelebung der Toten angewiesen zu sein. Diese Rituale und Angewohnheiten können für Angehörige oft irritierend wirken und Bedenken auslösen. Dennoch ist es ratsam, Trauernden ihre Eigenheiten zu erlauben und gnädig sowie nachsichtig mit ihnen umzugehen, um sie in dieser Phase ihrer Trauer optimal begleiten zu können.

Soziale Kontakte und der Austausch mit Mitmenschen sind insgesamt hilfreich für die Verarbeitung dieser Phase. Es mag sein, dass der eine oder andere nach einem schweren Verlust ständig in Erinnerungen schwelgt, ständig zu den Orten pendelt, die ihn mit dem Verstorbenen verbinden und Interesse an jenen Aktivitäten zeigt, die er gemeinsam mit ihm oder ihr ausgeübt hat. Die Phase wird auch die Phase des "Suchens, Finden und sich wieder Trennens" genannt, da sie von einem ständigen Wechsel aus der Suche nach dem Verstorbenen im Geist, in Objekten und in anderen Mitmenschen sowie der erneuten Erkenntnis, dass der Verstorbene nicht wiederkommt, geprägt ist. Bis dieser Prozess effektiv abgeschlossen ist, können Wochen oder Monate vergehen, manchmal auch Jahre.

Haben Betroffene erst einmal verstanden, dass es nicht gut tut, sich weiter der Realität zu verschließen, ist ein wichtiger Schritt zur Trauerbewältigung getan. Dennoch kann es vorkommen, dass Menschen in diesem Zustand eine innere Leere, Gefühle der Reue, Angst und auch Überforderung bei der der Umstellung ihres Lebens empfinden. Diese Ängste haben ihre Berechtigung und müssen und dürfen zugelassen werden. Angst ist eine natürliche Schutzreaktion, denn wenn Menschen Angst verspüren, versucht sie ihr Unterbewusstsein vor etwas zu bewahren, das möglicherweise Gefahr mit sich bringt. Lässt man seine Ängste nicht zu oder versucht sie von sich wegzuschieben, kann dies die eigene Trauerarbeit emotional erschweren oder gar blockieren.

Beispiel 2:

Ljiljana, 39, hat vor kurzem ihre ältere Schwester Dusica verloren. Rund sechs Monate nach dem Tod ihrer Schwester ist Ljiljana in der dritten Trauerphase. Sie hat sich ganz bewusst dafür entschieden, einige Rituale in ihren neuen Alltag zu integrieren. Ihre Schwester liebte Blumen und hatte immer einen frischen Strauß Amaryllis oder rote Gerbera in ihrer Umgebung. Obwohl es bis zu Dusicas Tod in ihrer eigenen Wohnung nie besonders grün war, kauft Ljiljana nun jede Woche frische Blumen, die sie sich auf ihren Wohnzimmertisch stellt. Daneben steht immer das Bild ihrer Schwester. Das ist ihr jedoch noch nicht genug. Sie beschließt, ein Blumenbeet im Garten ihrer Wohnanlage anzulegen, gleich neben der Bank im Garten, auf der beide Schwestern früher gemeinsam gesessen hatten, um Kaffee zu trinken. Immer, wenn sie künftig in den Garten geht, kann sie sich auf die Bank setzen und den Anblick ihres erst provisorischen, im Laufe der Monate aber immer gepflegteren Beetes genießen. Dieses Ritual hilft Ljiljana dabei, die Erinnerungen an ihre Schwester aufrecht zu erhalten, aber auch dabei, sich mit dem Verlust aktiv auseinanderzusetzen.

Manchmal ist es jedoch so, dass die Gefühle der Trauer mit voller Wucht auf Ljiljana einprasseln und sie vollkommen überwältigen. Es sind die Momente, in denen sie unerwartet mit einem Trigger konfrontiert wird – etwa beim Anblick eines Ortes der Erinnerung, oder wenn sie an ihre Kindheit denkt – und von Trauer überwältigt wird. Sie weiß, dass sie das nicht allein durchstehen kann und wendet sich in diesen Momenten oft an Freunde und Familie. Auch ihr Partner Marijan ist immer für sie da. Beide erinnern sich oft an die lustigen Momente der gemeinsamen Urlaube. Dieser Austausch und die tröstenden Worte und Arme ihrer Liebsten helfen Ljiljana, auch die schweren Momente durchzustehen.

Beispiel 3:

David ist jung, gebräunt und lebensfroh. Unter seinen Freunden galt er immer als derjenige, der viele Herausforderungen leicht und mit scheinbar unerschöpflichem Selbstvertrauen meisterte. In der Schule lernte er Edgar kennen, der sein bester Freund werden und ihn auch auf seinen vielen Reisen und Abenteuern begleiten sollte. Beide begeisterten sich für Aktivitäten wie Rafting, Paragliding, Bergsteigen, Schwimmen und Surfen. Im Sommer vor dem Ende von Edgars Studium – er stand kurz vor seinem Abschluss in Ökologie, während David noch mitten im Lehramtsstudium steckte – reisten die beiden mit einigen anderen Freunden nach Indonesien. Dort stürzte Edgar während einer Wanderung auf dem Gunung Rinji, einem über 3000 Meter hohen Berg, und brach sich mehrere Wirbel. Dank der schnellen Reaktion seiner Freunde konnte er in kurzer Zeit per Hubschrauber in ein Krankenhaus eingeliefert werden, verstarb aber rund zwei Wochen nach dem Unfall an einer Lungenentzündung.

David war zunächst nicht wiederzuerkennen und stürzte in eine schwere Depression. Noch nie zuvor hatte er einen Verlust erlitten, der ihm so viel Schmerz bereitet hatte, selbst der Verlust seines Vaters zwei Jahre zuvor nicht. Lange Zeit hatte David versucht, auf eine Weise mit dem Thema umzugehen, die seiner Persönlichkeit entsprach: Mit sehr viel Aktivität. So hatten ihn sein Studium und seine folgende Referendariatszeit voll beansprucht. Auch abseits von Studium und Arbeit suchte sich David zunächst jede Ablenkung, die er finden konnte. Bis auf eines: Vom Wandern hält er sich fern. In dieser Zeit fühlte er sich oft gestresst, angespannt, müde, unausgeglichen und launisch.

Erst zwei Jahre nach dem fatalen Wanderausflug in Südostasien kommt Daniel langsam wieder zu sich. Nach einer Intervention seiner Freunde kommt er zur Entscheidung, sich seiner Trauer und seiner Rolle beim Tod seines Freundes zu stellen – vor sich selbst und vor anderen. Erst viel später erkennt er, dass er zwar Teil der Reise war und diese mit organisiert hatte, aber keine Schuld am Tod von Edgar trägt. Als er nach fast drei Jahren wieder den Gipfel eines Berges erklimmt, blickt er in das Abendrot und spürt, wie der Blick seines Freundes ihm Jenseits auf ihm ruht und ihm mit ruhiger Stimme sagt:

"Lebe dein Leben weiter."

Phase 4: Akzeptanz und Neuorientierung

Schlussendlich erreicht jeder Trauernde die Phase, in der er den Verlust, der zu einem Teil seines Lebens wurde, wirklich akzeptieren kann – sofern er sich dieser Trauer gestellt hat und nicht in der Vergangenheit verharrt ist. Durch die Akzeptanz und Heilung wird der Weg in eine neue Realität und ein Leben danach geebnet. Trauernde beginnen nun, ihren Tagesablauf neu zu gestalten und sich neu zu orientieren. Dazu können auch neue Pläne, neue Träume und Vorstellungen, auch neue Menschen und neue Liebe gehören. Kein schwerer Verlust geht spurlos an der Seele eines Menschen vorbei, auch nicht dem Abschluss dieser Phase. Trauernde lernen jedoch, mit dem Schmerz des Verlustes umzugehen, der zusehends stärker in den Hintergrund tritt. Die Verstorbenen nehmen ihren Platz im Herzen der Hinterbliebenen ein, wechseln von der Rolle einer Hauptfigur in die eines Begleiters im Hintergrund. Pläne, die einst von Angehörigen und Verstorbenen gemeinsam geschmiedet wurden, werden womöglich neu durchdacht und allein oder mit anderen umgesetzt. Im Endeffekt ist dies nur eine Art, das Andenken an den Verstorbenen zu wahren und zugleich ein glückliches, selbstbestimmtes Leben zu führen – eine Situation, die auch als „adaptive Trauer“ bezeichnet wird.

Beispiel:

Tom und sein Vater Adrian waren immer unzertrennlich. Selbst als Tom schon lange ausgezogen und in einer Beziehung war, unternahmen Vater und Sohn häufig gemeinsame Touren mit ihren Motorrädern. Neben ausgedehnten Reisen in mehreren Ländern in Europa hegten sie den Plan, gemeinsam auf der Route 66 in den USA zu fahren. Doch bevor dieses Vorhaben je konkret wurde, verstarb Adrian fünf Monate nach der Diagnose einer schweren Krankheit. Tom ist zwar in Trauer, weiß aber sehr bald, was er tun muss, um seinen Vater zu ehren. Da sein Vater ihm sein Motorrad vererbt hat – eine blaue Yamaha – nutzt er diese nun fortwährend und verkauft seine eigene Maschine. Im Laufe der Jahre fährt er mehrere Touren – teilweise mit Freunden aus dem Bikerclub seines Vaters, teilweise mit seiner Freundin. Jahre später reist Tom schließlich in die Vereinigten Staaten und fährt einen Teil der Route 66. Diese befährt er jedoch nicht auf dem Motorrad, sondern mit einem Leihwagen – denn er ist nicht allein: Mit ihm fahren seine Frau und seine zweijährige Tochter Katharina. Und so ist sich Tom sicher, dass sein Vater ihn, seine Schwiegertochter und seine Enkelin begleitet und über sie wacht.

Abschließend möchte ich noch einmal betonen, dass die hier beschriebenen Phasen Archetypen darstellen, die sowohl auf den Ergebnissen der Trauerforschung als auch auf meinen eigenen Erfahrungen beruhen. Diese Kategorien stellen eine Strukturierung und damit auch eine Vereinfachung dar. Jeder erlebt Trauer anders. Manche Menschen durchleben zudem nicht alle Phasen, dafür beispielsweise die zweite Phase umso heftiger oder nur ganz kurz. Wie lange die einzelnen Phasen oder der Trauerprozess andauern, lässt sich nicht voraussagen. Dies ist immer von einem selbst abhängig. Trauerarbeit ist wichtig, denn nur so kann man den Verlust überwinden. Jede Trauerphase bringt ihre eigenen Schwierigkeiten mit sich. Betroffene sollten sich damit nicht verstecken oder gar schämen, sondern sich Unterstützung bei ihren Mitmenschen suchen.

Emotionen und Trauer und die Gestaltung von Gedenkstätten

„Die Trauer ist der Schmerz, den wir nicht vermeiden können, aber die Liebe ist die Erinnerung, die wir behalten werden.“ – Jochen Mariss

Trauer ist weit mehr als nur das Gefühl der Traurigkeit, auch wenn einen das Wort dies zunächst vermuten lässt. Wie wir in den letzten Kapiteln gelernt haben, ist sie ein vielseitiges und komplexes Phänomen. Eine wesentliche Rolle dabei spielen Emotionen, die Menschen im Zuge ihrer Trauererfahrung durchleben. Wie auch in jedem anderen Kapitel unseres Lebens prägen Emotionen entscheidend die Erfahrungen, die wir machen. Unsere emotionalen Eindrücke, wie auch unser Umgang damit, bestimmen unser Wohlbefinden. Aus diesem Grund wollen wir uns die Bewältigung dieser Emotionen in Zusammenhang mit Trauer näher ansehen. Bitte beachten Sie, dass wir an dieser Stelle nur einige grundlegende Ratschläge behandeln und wir in den nächsten Kapiteln ausführlicher auf das komplexe Thema Trauerbewältigung eingehen. Danach kommen wir auf die Frage, wie Gedenkstätten und deren Gestaltung bei der Bewältigung der Trauer helfen.

Die gesunde Bewältigung von Emotionen

Wenn ein Mensch in Trauer ist, wird er von vielen Emotionen überwältigt. Da sind nicht nur die Traurigkeit und der Schmerz, sondern auch Wut, Angst und sogar Freude. Denn auch wenn man trauert, kann man Freude oder Dankbarkeit empfinden, vor allem dann, wenn man sich an die wunderschönen gemeinsamen Momente mit dem Verstorbenen erinnert. Freude und Dankbarkeit kann auch beim Gedanken aufkommen, dass ein geliebter Angehöriger keine Schmerzen mehr erleiden muss – oder, dass man selbst davon erlöst wurde, diesen Angehörigen beim Sterben zusehen zu müssen. Es gibt keine allgemeingültigen Lösungen zur Bewältigung dieser Emotionen, jedoch möchte ich Ihnen einige grundlegende, bewährte Ansätze und anschauliche Übungen vorstellen, mit denen ich durch meine langjährigen Berührungen mit der Trauerarbeit und meine Beschäftigung mit dem Thema positive Erfahrungen sammeln konnte.

Umgang mit Emotionen bei Trauer – Grundlegende Ratschläge

1. Lassen Sie die Trauer zu. Dies ist eines der Grundprinzipien, dass Menschen, die jemanden verlieren, beachten sollten und zugleich eine der wichtigsten Botschaften, die ich meinen Lesern mit diesem Buch vermitteln möchte. Egal was Ihnen andere sagen oder Ihre innere Stimme Ihnen einredet: Sie haben jedes Recht zu trauern und dürfen sich dafür so viel Zeit nehmen, wie Sie benötigen. Lassen Sie Ihre Gefühle zu, denn nur so können Sie Ihren Schmerz überwinden.

2. Reden Sie über Ihre Gefühle. Der Schmerz und die verwirrenden Gefühle, die ein Verlust mit sich bringt, sind äußerst belastend. Obwohl sie vor Wut oder Verzweiflung schreien könnten, geben sich viele Trauernde überraschend schweigsam. Das hat unterschiedlichste Gründe – manche Menschen ziehen es vor, allein und im Stillen mit ihren Gefühlen umzugehen, manche fürchten Verurteilung oder Unverständnis von anderen, wenn sie darüber sprechen. Andere wiederum haben gar nie gelernt, sich über ihre Gefühle auszutauschen, sie überhaupt in Worte zu fassen. Generell ist es jedoch ratsam, sich über die Gefühle der Trauer anderen mitzuteilen. Im Idealfall sind dies Menschen, die Verständnis zeigen und bereit sind, zuzuhören, ohne über das Gehörte zu urteilen oder es zu bewerten

3. Schreiben Sie. Vielleicht fällt es Ihnen schwer, mit anderen über Ihre Gedanken und Gefühle zu sprechen. Eine andere gute Möglichkeit ist das Schreiben: Halten Sie schriftlich fest, wie Sie sich fühlen und was Sie denken. Schreiben, etwa in Form eines Tagesbuches, kann als Ventil für Emotionen dienen. Es fördert die Selbstreflexion, verschafft Klarheit über die eigenen Erfahrungen und ermöglicht ein tieferes Verständnis der eigenen Gefühle. Der Akt des Schreibens löst Spannungen und Stress und ist ein konstruktives Mittel zur Bewältigung intensiver Trauer. Darüber hinaus ermöglicht Ihnen das Dokumentieren Ihrer Gedanken im Laufe der Zeit die Verfolgung der Fortschritte und bietet eine kathartische[1] Erfahrung, die zur Heilung beiträgt.

4. Ablenkung. Zunächst ist zu betonen, dass Ablenkung kein Ersatz für die Bewältigung und Verarbeitung von Trauer ist. Dennoch kann und sollte sie Teil einer hilfreichen Bewältigungsstrategie sein, denn gerade Trauernde haben es nötig, regelmäßig Freude zu empfinden und neue Energie zu tanken. Wenn Sie Freunde besuchen, Sport treiben oder etwas unternehmen, was Ihnen guttut, heißt es nicht, dass Sie nicht trauern. Auch nach dem Verlust eines nahen Menschen wieder arbeiten zu gehen, kann unter Umständen helfen, da es ein Stück Normalität, Routine und neue Perspektiven mit sich bringt. Gemeinsame Film- oder Spieleabende oder andere Aktivitäten, die Freude bereiten und Entspannung bringen, sind eine gute Möglichkeit für eine Trauerfamilie, neue Kräfte zu sammeln. Das bewusste

---

[1] Befreiung von inneren Konflikten und verdrängten Gefühlen. Unterdrückte Wünsche und Gefühle verlieren ihre störende Wirkung, wenn sie frei geäußert und abreagiert werden dürfen

Schaffen von Momenten des gemeinsamen Erinnerns, wie das Betrachten von Fotos oder das Sprechen über geteilte Erlebnisse, trägt dazu bei, eine unterstützende Atmosphäre zu schaffen.

5. Nehmen Sie Hilfe in Anspruch. Neben dem Austausch mit Menschen aus dem privaten Umfeld gibt es noch einen wichtigen Weg, der Ihnen als Trauerndem immer offenstehen sollte: Professionelle Hilfe durch Selbsthilfegruppen, Psychologen, Sozialarbeiter, Ärzte und Seelsorger. Diese Experten bieten einfühlsame Unterstützung, helfen bei der Verarbeitung von Trauer und kennen bewährte Strategien zur Bewältigung emotional belastender Situationen. Selbsthilfegruppen fördern den Austausch unter Gleichgesinnten, während Fachleute individuelle Bedürfnisse adressieren und den Trauernden helfen, einen gesunden Weg der Heilung zu finden.

6. Tauschen Sie sich mit anderen Trauernden aus. Auch die Kommunikation und der Austausch mit anderen Betroffenen spielt eine wichtige Rolle bei Verarbeitung von Trauer. Vergleichbare Erfahrungen sind ein Ausgangspunkt für eine empathische Verbindung. Ihren Schmerz und Trost zu teilen, wirkt heilend und macht Trauernden klar, dass Sie nicht allein sind. Darüber hinaus bietet sich in der Gruppe die Gelegenheit, bisher unbekannte Bewältigungsstrategien kennenzulernen.

7. Lassen Sie sich Zeit. Diese Regel beruft sich auf das Grundprinzip, dass an erster Stelle dieser Liste steht: Trauer dauert so lange, wie sie dauern muss! Lassen Sie sich nicht unter Druck setzen und fordern Sie nicht zu viel von sich. Alles braucht seine Zeit, um zu heilen. Sie müssen nicht so schnell wie möglich wieder „funktionieren“, sondern heilen.

Gedenkstätten und ihre Bedeutung

Die eben erläuterten Übungen dienen der kurzfristigen Bewältigung überbordender und belastender Gefühle während der Trauer. Sie kommen in erster Linie während der ersten Trauerphasen zum Tragen, können aber natürlich auch jederzeit danach angewandt werden. Um jedoch zu einer neuen Beziehung zum Verstorbenen zu finden – und das ist, wie wir gelernt haben, ein wichtiger Schritt zur nachhaltigen Bewältigung eines Verlustes – kommen Gedenkstätten ins Spiel. Gedenkstätten sind keineswegs nur dazu da, einem Verstorbenen eine würdevolle Ruhestätte zu bieten oder um Nachbarn oder Bekannten zu beweisen, dass man dem Verstorbenen auf visuell eindrucksvolle Weise Respekt zollt. Sie haben auch eine wichtige Rolle für die Angehörigen. Denn eine gut gepflegte Gedenkstätte erfordert regelmäßige Arbeit, Aufmerksamkeit und Anwesenheit, wodurch der Prozess der Trauer und Beschäftigung mit dem Tod eines nahen Menschen geregelter und strukturierter wird. Die Errichtung und Pflege einer Gedenkstätte wird so zum Ritual, das Geist und Seele beruhigt und den Trauernden einen festen Rahmen bietet, um ihre Emotionen zu verarbeiten – und zumindest ein wenig Raum für andere Gedanken schafft.

Eine Gedenkstätte muss nicht unbedingt auf dem Friedhof errichtet werden. Dieser stellt nicht für jeden Trauernden den idealen Ort für ihr Andenken dar. Vielleicht sind lange Anreisen erforderlich, oft ist der Platz begrenzt oder es ist nicht genug Privatsphäre vorhanden. Zum Glück gibt es viele andere Möglichkeiten, einem Hinterbliebenen einen besonderen Ort zu widmen, der Angehörigen einen Besuch ermöglicht. Ein solcher Ort kann individuell gestaltet werden und unterschiedlichste Formen annehmen. Selbst mit begrenzten Mitteln verwirklicht, entfaltet er oft große Macht: Er bietet Menschen die Möglichkeit, Verstorbene weiter einen Platz in ihrem Leben zu erhalten. Im Folgenden möchte ich Ihnen von sechs Beispielen erzählen, die zeigen, welche Formen Gedenkstätten im Leben unterschiedlicher Trauernder einnehmen können, und wie diese ihnen geholfen haben, ihre Gefühle zu verarbeiten.

Jans Gartenbank

Vor ein paar Monaten starb Annalenas Ehemann Jan in Folge eines angeborenen Herzfehlers. Jan war ein aufgeschlossener und gütiger Mensch, der jedoch aus einer katholisch geprägten, konservativen Familie stammte. Diese bestand darauf, Jan im bereits bestehenden Grab der Familie zu bestatten – auf einem Friedhof, der mehr als dreihundert Kilometer von Annalenas und Jans Wohnort entfernt ist, worauf sich Annalena letzten Endes widerwillig einließ. Für Annalena, die genau wie Jan eine begeisterte Gärtnerin ist und ihre Freizeit am liebsten zuhause oder im eigenen Garten verbringt, ist die Distanz zu groß, um das Grab regelmäßig zu besuchen.

In Annalenas und Jans Garten steht eine Gartenbank, die Jan gemeinsam mit seinem Sohn Felix gebaut hatte, der zu Jans Tod bereits erwachsen und außer Haus war. Die Familie saß früher oft auf dieser Bank, vor allem während der warmen Jahreszeit, um die Tage ausklingen zu lassen. Seit Jans Tod saß Annalena jedoch nur noch selten dort, weil es sich nicht richtig anfühlte.

Vor kurzem kam Felix schließlich während der Ferien von der Uni zu Besuch und er und Annalena kamen auf das Grab von Jan zu sprechen. Annalena erzählte ihm, dass sie sein Grab gerne öfter besuchen würde, aber die lange Fahrt ungern in Kauf nimmt und auch beim Besuch des Familiengrabes keine wirkliche Verbindung spürt. Am nächsten Tag standen beide im Garten und hatten den Blick auf die Bank gerichtet. In diesem Moment kam Felix die Idee, die Bank etwas umzugestalten. Sie war für beide bereits ein wichtiger Ort der Erinnerung, aber mit entsprechender Verschönerung und Liebe zum Detail sollte sie dabei helfen, Jan besonders zu würdigen.

Ein paar Tage nach Felix Besuch begann Annalena mit der Umgestaltung, indem sie die Bank selbst verzierte: Mit einem stilisierten Löwen, Jans Sternzeichen, und dem Jahr, in dem die Bank errichtet worden war. Zuvor ließ sie die Bank von einem Freund renovieren und aufpolieren. Daneben platzierte sie ein paar Blumentöpfe, die das Ganze verschönerten. Der Platz, auf dem die Bank selbst steht, erhielt ein dezentes Kiesbett, das von Pampasgras und Schwertlilien umrahmt wird. Auch auf der Bank selbst fand ein Topf mit gelben Rosen sowie ein umrahmtes, wettergeschütztes Foto von Jan Platz. Für Annalena sind die täglichen Aufenthalte an der Bank von nun an Erinnerungsrituale, die genau nach ihrem Geschmack sind. Sie und Felix können Jan nun im gemeinsamen Garten besuchen – er hat auch nach dem Tod einen festen Platz in ihrem Leben gefunden.

Die Fotowand

Christines Großvater verstarb nach einer recht kurzen Krankheit unvermittelt im 72. Lebensjahr. Die 17-jährige Christine, die in ihrer Kindheit eine sehr enge Beziehung zu ihm hatte, hatte keine Gelegenheit, sich von ihm zu verabschieden. Ihre Eltern hielten es für besser, dass sie ihn in seinem letzten Zustand nicht sehen würde und ihn stattdessen so in Erinnerung behielt, wie sie ihn ihr Leben lang gekannt hatte – lebensfroh, humorvoll, und gesund.

Christine ging zunächst gut mit dem Verlust um. Kurz vor ihrem 18. Geburtstag ist sie jedoch mit einem plötzlichen und höchst bedrohlich wirkenden Gedanken konfrontiert: Ihren Großvater eines Tages zu vergessen. Sie erzählt es ihrer Mutter Clara, die ihr versichert, dass dies nie passieren würde, da er für immer in ihrem Herzen bleibe.

In den folgenden Tagen dachte Clara mehrmals über die Sorgen ihrer Tochter nach und überlegte, wie sie ihr helfen konnte. Beim Aufräumen der Schubladen im Wohnzimmer fielen ihr Fotos von ihrem Vater, Christines Großvater, in die Hände. Da kam ihr die Idee, diese und noch einige weitere an einem besonderen Ort zusammenzustellen. In den nächsten Monaten wählten Christine und Clara aus tausenden Fotos von Kameras, Smartphones und Videos von Familienfeiern jene Objekte aus, die Christines Großvater besonders treffend festhielten – beim Spielen mit seinen Enkelkindern, in seinen jungen Jahren, während seines Berufslebens, bei seiner Hochzeit – und befestigten sie an einer Fotowand. Diese sollte in den nächsten Wochen immer schöner und vollständiger werden. Sie wird von LED-Kerzen ergänzt, die regelmäßig eingeschaltet werden, wenn an den Großvater gedacht wird.

Christine war überwältigt von dieser Fotowand. Inspiriert davon, begann sie später ein Tagebuch anzulegen, in dem sie ihre gemeinsamen Erinnerungen mit ihrem Großvater, aber auch ihre Gedanken und Gefühle bezüglich des für sie viel zu frühen Verlustes niederschreibt. Es bildet gemeinsam mit der Fotowand die Basis für eine effektive emotionale Aufarbeitung.

Dein Platz an unserem Tisch

In Marias Familie waren gemeinsame Abendessen eine fest verankerte Tradition. Schon als Kleinkind beobachtete sie mit staunenden Augen, wie sich Mutter, Vater, Bruder, Großmutter und Großvater im Kerzenlicht vor handgemachte Tischdecken und feines Besteck setzten, bevor das Essen serviert wurde. Doch nach dem Tod ihres Vaters, als Maria 20 war, blieb ein Stuhl stets unbesetzt. Mit der Zeit wünschte sich Maria immer wieder, dass ihr Vater beim Abendessen bei ihr und der gesamten Familie sein könnte.

Eines Tages saß Maria im Esszimmer und blätterte das Fotoalbum ihrer Eltern durch. Als sie ein schönes Porträtfoto ihres Vaters entdeckte, hatte sie eine Idee. Sie holte das Foto aus dem Album heraus, packte es in einen Bilderrahmen aus edlem Ahornholz und stellte es auf den Tisch. Daneben stellte sie eine Kerze und zündete diese an. So hatte sie das Gefühl, dass ihr Vater wieder seinen Platz am Tisch eingenommen hatte. Ihre Kinder konnten während des Abendessens wieder zu ihrem Großvater sprechen und das Licht der angezündeten Kerze leuchte so hell und warm, dass Maria nicht an den Verlust ihres Vaters dachte, sondern an seine Stimme und seine unverwechselbare, fürsorgliche Art zu Lebzeiten. Maria zündete die Kerze beim Bild zu jeder Mahlzeit an und somit formte sich eine neue Tradition in ihrer

Familie – nur der Platz ihres Vaters blieb bis heute unverändert.

Ein Schiffchen voller Gedanken

Hanna und Barbara lernten sich noch als Kinder kennen, als Hanna ihre Großeltern in einer kleinen Ortschaft an der deutschen Nordküste besuchte, in der Barbara gerade mit ihrer Familie Urlaub machte. Über die Jahre hinweg wurden sie zu den besten Freundinnen und träumten oft davon, gemeinsam wieder den Ort zu besuchen, in dem sie sich einst kennenlernten.

Wenige Monate nach ihrem 30. Lebensjahr wurde Hanna plötzlich und unerwartet krank und kurz bevor sie wenige Monate später an ihrer erblich bedingten Erkrankung starb, verfügte sie, ihren Körper verbrennen und dessen Überreste in der Nordsee, nahe der kleinen Stadt, in einer Urne versenken zu lassen – einem Ort, mit dem sie viele glückliche Erinnerungen aus ihrer Kindheit verband. Noch vor ihrem Tod versprach Barbara Hanna jedes Jahr an dem Tag zu besuchen, an welchem sie sich kennengelernt hatten.

Jährlich befolgt Barbara diese Tradition und fährt an die See, um Hanna nahe zu sein. Sie schreibt einen Brief an ihre beste Freundin, in dem sie ihr alle schönen Momente ihres Jahres erzählt, aber auch ihre Gedanken und Gefühle mit Hanna teilt. Barbara faltet dieses Papier zu einem Schiff, welches sie dann "zur See" lässt. Durch diese Tradition behält Barbara ihre tiefe Verbindung zu ihrer besten Freundin und zu ihrer gemeinsamen Vergangenheit.

Unter Bäumen leben, unter Bäumen ruhen

Thomas und seine Tochter Hannah besuchen jeden Sonntagnachmittag einen ganz besonderen Wald, den Friedwald in der Nähe ihrer Heimatgemeinde. Hier wurde vor einem Jahr Martin, der Bruder von Thomas und Onkel von Hannah unter der Wurzel eines Baumes beerdigt. Er war im Leben von Tochter und Vater ein wichtiger Mensch. Bei einer sogenannten Baumbestattung wird die Asche des Toten in einer biologisch abbaubaren Urne in der Nähe eines Baumes und dessen Wurzeln beigesetzt. Jeder Verstorbene bekommt einen "eigenen Baum", der oftmals mit einer Plakette dem darunter Beerdigten gewidmet ist.

Die Idee dafür kam Martin während eines der vielen Waldspaziergänge, die er gemeinsam mit Thomas unternommen hatte. Während sich beide Brüder auf einer Lichtung niedergelassen hatten, sprach Martin über die Einzigartigkeit jedes Baumes und wie er sich vorstellen könne, dass sein eigenes Leben in einem Baum weiterleben könnte. Als leidenschaftlicher Wanderer hatte er sein ganzes Leben hindurch viel Zeit in der unberührten Natur und in Wäldern verbracht, bis ihn seine Krebserkrankung in den letzten Lebensmonaten daran gehindert hatte. Thomas hörte aufmerksam zu, während Martin seine Vision einer friedlichen Ruhestätte unter einem Baum entfaltete. Hannah, die zum Zeitpunkt von Martins Tod erst fünfzehn war, konnte zunächst nichts mit der Idee anfangen. In den folgenden Jahren nahm sie jedoch mit zunehmender Freude an dem Ritual teil, im Friedwald ihres Onkels zu gedenken. An jedem Sonntagnachmittag besuchten Vater und Tochter diesen besonderen Ort, pflanzten Blumen und erzählten Geschichten über Martins Leben. Der Baum wurde zu einem Symbol der Erinnerung, und die Liebe zu Martin schien in jedem Blatt und jedem Ast fortzuleben.

69 schwarze Steine für Mutlu

Amirs Vater Mutlu war in den 1970er Jahren als Gastarbeiter aus der Türkei nach Deutschland gekommen und verbrachte fast sein gesamtes Erwachsenenleben im Ruhrgebiet, wo er sich im Laufe von vierzig Jahren vom Hilfsarbeiter bis zum Abteilungsleiter mit Mitarbeiterbeteiligung an einem mittelgroßen Handelsunternehmen hochgearbeitet hatte. Aus einer später geschiedenen Ehe stammen zwei Kinder, Amir und seine Schwester Şirin. Unermüdlich hatte Mutlu Zeit seines Lebens daran gearbeitet, seiner Familie bessere Lebensumstände zu bieten als jene, die er selbst aus seiner Kindheit kannte – mit Erfolg: Beide Kinder wuchsen in stabilen und wirtschaftlich guten Verhältnissen auf, erlernten mehrere Sprachen und schafften es auf die

Uni. Für Mutlu bedeuteten die vielen, mit Überstunden und Kindererziehung gefüllten Jahre jedoch äußerste Aufopferung und er starb nur kurz nach Beginn seines Ruhestandes an einem Herzinfarkt.

Vor seinem Tod hatte Mutlu den Wunsch geäußert, in seinem ursprünglichen Heimatort, einem ländlichen Dorf in der östlichen Türkei, bestattet zu werden. Diese Entscheidung machte es für Amir und seine Schwester nicht leicht, das Grab ihres Vaters zu besuchen, da jeder Besuch eine beschwerliche, mehrtägige Reise erforderte. Beide Kinder waren mittlerweile berufstätig und hatten selbst Familien, wodurch wenig Zeit für Fahrten zum Grab des Vaters blieb. Der Vorgarten von Mutlus Haus im Ruhrgebiet, das mittlerweile von Şirin und ihrer Familie bewohnt wurde, war schließlich der Platz für die Lösung. Amir und einige mit ihm befreundete Handwerker und Gärtner pflegten einen dort stehenden Baum – eine Hänge-Birke – gesund und errichteten darum eine Sandsteinmauer und ein Kräuterbeet. Das Beet wurde mit 69 kunstvoll bearbeiteten Basaltsteinen geschmückt – jeder Stein steht dabei für eines von Mutlus Lebensjahren. Der Basalt stammt aus einem Steinbruch in Mutlus Heimatprovinz Bingöl in der östlichen Türkei. Die Erinnerung an den Vater war somit in unmittelbare Nähe gerückt, ohne dass aus Şirins Vorgarten ein Friedhof geworden war.

Praktische Schritte im Todesfall

„Der Verlust eines geliebten Menschen hinterlässt ein Loch in unserem Leben, aber es ist auch ein Raum, in dem sich unsere Erinnerungen und unsere Liebe vermehren können.“ – Verfasser unbekannt

Im Falle des Ablebens eines nahestehenden Menschen erleben die Hinterbliebenen eine emotionale und seelische Ausnahmesituation, die vielfältige und oft tiefgreifende Auswirkungen auf die Angehörigen hat. Während die Trauer verarbeitet werden muss, bleiben bei einem Todesfall für die Angehörigen zahlreiche akute Angelegenheiten zu klären, wie zum Beispiel die Vorbereitung der Bestattung.

Die Organisation der Bestattung kann für die Hinterbliebenen überwältigend sein, da sie sich einerseits in einer von Schmerz und Verwundbarkeit geprägten Lage befinden, zugleich aber mit zahlreichen akuten Fragen und Aufgaben konfrontiert sehen, die mitunter erdrückend sind.

Welche unmittelbaren Schritte sind erforderlich, und in welcher Reihenfolge? Welche Dokumente sind im Zusammenhang mit einem Todesfall notwendig? Was wird für die Bestattung benötigt, wann muss diese stattfinden und wie gestaltet sich der zeitliche Ablauf?

Eine Zusammenfassung der praktischen Schritte hilft Ihnen, alle wichtigen Informationen im Blick zu behalten, um Ihnen jede zusätzliche Belastung zu ersparen.

Am Ende des Kapitels finden Sie eine Checkliste, die Ihnen im Fall eines Todesfalls in Ihrem direkten Umfeld nützlich sein kann.

Direkt nach dem Todesfall

1. Einen Totenschein erstellen lassen

Die Ausstellung eines Totenscheins ist eine gesetzliche Anforderung und Aufgabe eines Arztes. Dieses Dokument ist notwendig, um den Tod offiziell zu registrieren und die weiteren rechtlichen Aspekte in Zusammenhang mit dem Verstorbenen zu klären. Der Totenschein ist nicht mit der Sterbeurkunde zu verwechseln, die von anderer Stelle und in der Regel später ausgestellt wird.

Ist der Verstorbene zu Hause, sollten Sie den Hausarzt kontaktieren. Falls Sie den Hausarzt nicht kennen oder er nicht erreichbar ist, wenden Sie sich an einen ärztlichen Notdienst unter der Euro-Notrufnummer 112. Falls der Verstorbene im Krankenhaus, Pflege- oder Wohnheim ist, kümmert sich die Einrichtung um die Ausstellung des Totenscheins.

Der Totenschein ist ein wichtiger Schritt, denn die Angehörigen brauchen dieses Dokument, um eine Sterbeurkunde zu beantragen und um eine Bestattung zu organisieren.

2. Kontakt zum Bestatter aufnehmen

Nachdem der Totenschein ausgestellt wurde, ist es ratsam, unverzüglich einen Bestatter zu kontaktieren. Es ist an dieser Stelle wichtig zu wissen, ob der Verstorbene bereits einen Vorsorgevertrag mit einem Bestatter abgeschlossen hat. Falls es nicht der Fall ist, dürfen Sie einen Bestatter frei auswählen.

Der Bestatter übernimmt alle weiteren Schritte, etwa die Überführung des Verstorbenen und dessen Versorgung und plant die Beisetzung mit Ihnen. Darüber hinaus steht er Ihnen beratend zur Seite, beispielsweise wenn Sie eine Totenwache in Erwägung ziehen.

In einem persönlichen Gespräch werden Ihre Anliegen geklärt und der Bestatter führt Sie durch die erforderlichen Schritte, um einen angemessenen Abschied zu ermöglichen. Ihr Bestatter informiert Sie ebenfalls über notwendige Unterlagen, die Sie für ein persönliches Gespräch mit ihm brauchen.

3. Verwandte und Freude über den Todesfall informieren

Ein Todesfall ist eine emotionale Herausforderung und es ist wichtig, den Kontakt zu Verwandten, Freunden und weiteren Angehörigen zu suchen, um gemeinsam zu trauern und sich gegenseitig zu unterstützen. Durch den Austausch von Erinnerungen finden Sie Trost und Unterstützung, können Ihre Gedanken und Gefühle teilen und müssen den Schmerz des Verlustes nicht allein durchleben. Ein erster, wichtiger Schritt ist es, nahestehende Menschen über den Todesfall zu informieren.

4. Verträge und Policen vorbereiten

Verschaffen Sie sich einen Überblick über die Policen und Verträge des Verstorbenen. Im Todesfall sind vor allem folgende Unterlagen wichtig:

- Bestattungsvorsorge
- Lebensversicherung
- Willenserklärung
- Rentenversicherung

Verträge und Policen des Verstorbenen erfüllen verschiedene Funktionen. Eine abgeschlossene Bestattungsvorsorge kann für Sie als eine Orientierung bei der Organisation der Trauerfeier dienen. Eine Lebens- oder Rentenversicherung ermöglicht Ihnen den Zugang zu den notwendigen finanziellen Mitteln. Die Dokumente sollten im Idealfall leicht auffindbar sein.

Die ersten 24 Stunden nach dem Todesfall

Die Bestattungsart auswählen

Nach dem Tod eines Familienmitglieds treffen die Hinterbliebenen die Entscheidung bezüglich der Bestattungsart. Hierbei erfolgt zunächst die Wahl zwischen einer Erd- und einer Feuerbestattung. Bei einer Feuerbestattung eröffnen sich zusätzliche Alternativen, wie beispielsweise die See- oder Waldbestattung.

Die Abläufe und Zeiträume variieren je nach der gewählten Bestattungsart.

Die Bestattungsfrist ist gesetzlich bestimmt und ist in Deutschland im Bestattungsgesetz festgelegt. In Deutschland ist die Bestattungsfrist Ländersache und unterscheidet sich je nach Bundesland. Grundsätzlich darf die Bestattung frühestens 48 Stunden nach Eintritt des Todesfalles stattfinden. Ihr Bestatter informiert Sie über die genaue Bestattungsfrist in Ihrem Bundesland.

Die Erdbestattung

Die Erdbestattung ist eine der ältesten und am Weitesten verbreiteten Formen der Bestattung. Üblicherweise ist die Bestattungsfrist einer Erdbestattung kürzer als bei der Feuerbestattung. Die

Gestaltung eines respektvollen Abschieds ist mit Hilfe eines kompetenten Bestatters problemlos möglich. Allerdings erfordert dies einige schnelle Entscheidungen. Die Auswahl eines Friedhofs und Grabes sowie die Organisation der Trauerfeier und Beisetzung müssen innerhalb dieses Zeitrahmens getroffen und durchgeführt werden.

Die Feuerbestattung

Dies ist das typische Bild, das sich bei einer Feuerbestattung bietet: Eine schöne Schmuckurne, umgeben von leuchtenden Kerzen und einer Rose. Im Gegensatz zu einer Erdbestattung erstreckt sich der zeitliche Ablauf bei der Feuerbestattung über einen längeren Zeitraum.

So können Sie alle weiteren Entscheidungen in Ruhe treffen. Sie haben die Wahl, ob die Urne auf einem traditionellen Friedhof beigesetzt werden soll, oder ob Sie eine Wald- und Seebestattung wünschen.

Die ersten 72 Stunden nach dem Todesfall

In den nächsten 72 Stunden müssen verschiedene Originaldokumente vorgelegt werden, um den Bestattungsprozess einzuleiten. Parallel dazu wird gemeinsam mit Ihnen die Beisetzung sorgfältig geplant. In dieser Zeit nach dem Todesfall sind Sie gefordert, eine Reihe bedeutender Entscheidungen zu treffen. Dies ist insbesondere der Fall, wenn keine schriftlichen Festlegungen des Verstorbenen vorliegen.

Sterbeurkunde beantragen

Damit der Bestatter nach einem Todesfall die Sterbeurkunde beim Standesamt beantragen kann, sind je nach Familienstand unterschiedliche Originalunterlagen erforderlich. Sollten Sie diese Unterlagen nicht vorliegen haben, besteht die Möglichkeit, diese beim zuständigen Standesamt oder Amtsgericht zu beantragen. Die erforderlichen Dokumente nach einem Todesfall sind je nach Familienstand der verstorbenen Person unterschiedlich. Im Folgenden finden Sie eine detaillierte Auflistung:

- Personalausweis
- Geburtsurkunde
- Totenschein
- Bei Verheirateten: Heiratsurkunde bzw. Familienbuch/Stammbuch

- Bei Geschiedenen: Heiratsurkunde bzw. Familienbuch/Stammbuch
  und Scheidungsurteil mit Rechtskraftvermerk
- Bei Verwitweten: Heiratsurkunde bzw. Familienbuch/Stammbuch
  und Sterbeurkunde des Partners

Die Trauerfeier: Organisation und Gestaltung

Nach Ihrer Entscheidung bezüglich der Bestattungsart unterstützen und begleiten die Bestatter Sie aktiv bei der Organisation und Gestaltung der Trauerfeier. Die Trauerfeier und Beisetzung bilden wichtige Elemente im Trauerprozess. Im Falle eines Todesfalls stehen Sie vor der Herausforderung, innerhalb kurzer Zeit Entscheidungen bezüglich Dekoration, Musik und eines Redners zu treffen. Diese Elemente können entsprechend den Vorlieben des Verstorbenen ausgewählt und von Ihnen gestaltet werden.

Die Örtlichkeit:

Die Wahl der Örtlichkeit für die Trauerfeier variiert je nach Religionszugehörigkeit und Kulturkreis. Im christlichen Umfeld findet die Verabschiedung des Verstorbenen wahlweise in einer Kirche oder einer Friedhofskapelle statt. Bei nichtreligiösen Bestattungen besteht die Möglichkeit, die Zeremonie in

Trauerhallen oder in den Räumlichkeiten des Bestattungsinstitutes zu veranstalten.

Die Vielfältigkeit der Bestattungspraktiken wird in einem späteren Kapitel beschrieben.

Die Trauergäste

Sie können denjenigen, die dem Verstorbenen wichtig waren, beispielsweise persönliche Einladungen zukommen lassen, den Verstorbenen auf seinem letzten Weg zu begleiten. In Zusammenarbeit mit dem Bestatter können Sie außerdem eine Anzeige oder Karte gestalten und veröffentlichen, um Trauergäste einzuladen. Der Bestatter steht Ihnen ebenfalls zur Seite, wenn es um die kreative Gestaltung von ansprechenden Sterbebildern geht, die als bleibende Erinnerungen für die Trauergäste dienen.

Die Dekorationen

Es liegt an Ihnen, die Dekoration für die Trauerfeier zu wählen: Blumen, Bilder, Kerzen und persönliche Gegenstände kommen als Dekoration für den Sarg oder die Urne sowie die Trauerhalle in Frage. Die Auswahl wird dabei vollständig nach Ihren eigenen Vorstellungen und den Wünschen des Verstorbenen getroffen.

Die musikalische Untermalung

Die musikalische Begleitung der Trauerfeier ist eine Quelle des Trostes und erinnert an den Verstorbenen. Sie sollte die persönlichen Vorlieben des Verstorbenen widerspiegeln. Es liegt in Ihrer Entscheidung, ob live gespielte Musik oder Tonträger die Trauerfeier musikalisch begleiten. Ihrer kreativen Gestaltungsfreiheit sind dabei keine Grenzen gesetzt.

Die Trauerrede

Die Trauerrede würdigt das Leben und die Persönlichkeit des Verstorbenen und wird im Rahmen der Trauerfeier vorgetragen. Die Auswahl der Person, die die Trauerrede hält, variiert je nach Ausrichtung der Trauerfeier. Beispielsweise kann ein Geistlicher, ein professioneller Trauerredner oder eine Person aus dem persönlichen Umfeld des Verstorbenen diese Aufgabe übernehmen. Mehr dazu in Kapitel 6.

Die Aufbahrung

Die Möglichkeit einer Aufbahrung ermöglicht einen letzten Abschied. Eine ruhige und persönliche Verabschiedung vor der eigentlichen Beisetzung hilft möglicherweise, den Trauerprozess zu bewältigen. Sie haben die Wahl zwischen einer geschlossenen oder offenen Aufbahrung. Auch eine

Aufbahrung im häuslichen Umfeld lässt sich arrangieren. Insbesondere bei einem plötzlichen Todesfall, bei dem ein Abschied zu Lebzeiten nicht mehr möglich war, stellt die Aufbahrung oft eine sinnvolle Option dar.

Das gemeinsame Essen

Es liegt in Ihrer Entscheidung, ob nach der Bestattung ein Leichenschmaus arrangiert werden soll. Dies bietet Ihnen die Gelegenheit, sich mit Freunden und Bekannten des Verstorbenen in einer entspannten Atmosphäre zu stärken und gemeinsam Erinnerungen auszutauschen.

In der Regel versammelt man sich nach der Bestattung in einem nahegelegenen Restaurant oder Café. Es ist jedoch auch möglich, die Zusammenkunft im eigenen Zuhause oder an beliebigen anderen Orten stattfinden zu lassen.

Der Gang zum Steinmetz

Der Gang zum Steinmetz ist in der Abfolge der notwendigen Schritte nach einem Todesfall meist der letzte. Oft sind viele Angehörige emotional noch nicht dazu bereit, das Grabmal zeitnah anfertigen und aufstellen zu lassen und warten eine gewisse Zeit, um diesen Schritt durchzuführen.

Doch ist das Grabmal ein integraler Bestandteil des gesamten Trauerprozesses, da der Grabstein stark mit Erinnerungen an den Verstorbenen verbunden ist. Eine professionelle Beratung durch einen Steinmetz trägt dazu bei, den geliebten Menschen zu ehren und seinen Verlust zu verarbeiten.

Checkliste zum Download

Hier finden Sie eine kostenlose Checkliste zum Herunterladen und Ausdrucken. Scannen Sie entweder den QR-Code auf dieser Seite oder geben sie den folgenden Link ein:

www.msmdt.de/download-trauerfallcheckliste

Trauer und die Welt des Steinmetzes

„Die Trauer, die wir fühlen, wenn jemand geliebtes von uns geht, ist die Liebe, die wir für sie empfinden, die nach einem Ausdruck sucht.“ – Dean Koontz

Die Welt des Steinmetzes

Wir haben nun das Phänomen der Trauer aus einigen Blickwinkeln betrachtet. Sie werden sich nun sicher fragen, wie ich Ihr Wissen und Ihr Verständnis über Trauer durch die Erfahrung meines Berufes bereichern kann. Um dies zu erklären, würde ich gerne mit einem kurzen Exposé über diesen Berufsstand beginnen.

Der Beruf des Steinmetzes nutzt nicht nur uraltes Material, er gehört selbst zu den ältesten Handwerksberufen – denn Steinmetze gibt es seit fast 40.000 Jahren. Stellten meine Vorgänger in der Steinzeit noch Pfeilspitzen her, so kann ein heutiger Steinmetz mit modernen Methoden, Fertigkeiten und Werkzeugen noch viel mehr. Das Grundprinzip hat sich aber seitdem nicht geändert: Steinmetze bearbeiten und formen Stein – zu höchst kunstvollen, aber auch hoch funktionellen Strukturen. Dabei können sie fast alle erdenklichen Variationen nutzen, die ihnen die Natur – oder auch der Mensch – bieten: Von weichem Stein (Marmor) bis hin zu hartem (Granit oder Basalt), von künstlichem Stein (Quarzkomposit oder Kunstbeton) bis hin zu ganz speziellem Naturmaterial wie dem dünn spaltbaren Schiefer oder dem kalkhaltigen Travertin. Bei der Verarbeitung stehen ganz unterschiedliche Methoden zur Verfügung: Von der aus der Antike stammenden Mosaikarbeit bis hin zu modernsten CNC-Fräsen oder der Arbeit mit dem Computer, um das Resultat der Arbeit bereits sehen zu können, bevor sie begonnen wurde. Dabei entstehen völlig unterschiedliche Werke: Denkmäler, Statuen, Brunnen, Elemente für Innen- und Außeneinrichtungen und natürlich auch Grabsteine. Die Verwendung von Grabsteinen als Markierungen für Gräber reicht über Jahrtausende zurück. Bereits in der Antike waren einfache Steine oder aufrecht stehende Platten als Grabmarkierungen üblich. Inschriften auf diesen Steinen enthielten grundlegende Informationen über den Verstorbenen. Beispiele dafür finden sich in den antiken Kulturen, Ägyptens, Griechenlands und Roms.

Naturgemäß änderte sich die Arbeit von Steinmetzen im Laufe der Zeit und nicht nur die erwähnten neuen Werkzeuge, sondern auch neue Methoden bereichern heute die gestalterischen Möglichkeiten. Wie die großen Meister, die das Kolosseum, das Pantheon, das Forum Romanum oder den Titusbogen schufen, müssen auch die heutigen Meister die Prinzipien der Geometrie und der Physik beherrschen und beachten: Ohne Wissen über Winkel,

Neigungen, Verhältnisse und auch die Beachtung von Gravitation und Gewichtsverteilungen für die strukturelle Stabilität kann kein bleibendes Werk geschaffen werden. Zuletzt sind künstlerisches und kreatives Potenzial gefragt.

Gehen wir ein bisschen mehr in die Tiefe und betrachten uns genauer, was ein Steinmetz eigentlich macht und was nötig ist, um diesen Beruf auszuüben. Wie die meisten handwerklichen Tätigkeiten ist der Beruf des Steinmetzes ein Ausbildungsberuf. Die duale Ausbildung dauert insgesamt drei Jahre. Lehrlinge haben die Möglichkeit, in verschiedene Betriebe und Branchen zu gehen. Dazu gehören Steinmetz- und Grabsteinwerkstätten genauso wie Restaurierungsbetriebe, Museumswerkstätten, Kirchenbauämter, Dombauhütten oder Marmorwerke. Im letzten Ausbildungsjahr entscheiden sich die Lehrlinge wahlweise entweder für Steinmetzarbeiten oder Steinbildhauerarbeiten. Während der Ausbildungszeit erwerben sie die für beide Bereiche erforderlichen Voraussetzungen. Über diese Grundlagen hinaus sind handwerkliches Geschick, kreatives Potenzial, Organisationsvermögen und nicht zuletzt auch zwischenmenschliche Kompetenzen wie Einfühlungsvermögen, erforderlich – denn gleich, ob man für jemanden einen Grabstein fertigt oder ein altes Gebäude restauriert: Man arbeitet immer für Kunden und damit für Menschen.

Insbesondere beim Steinmetzberuf spricht man nicht von Handwerk, sondern eher von Handwerkskunst. Dies liegt daran, dass unsere Arbeit eine unermessliche künstlerische Dimension mitbringt. Und nicht nur in der Steinbildhauerei kann man seiner Fantasie freien Lauf lassen. Auch die Gestaltung von Grabsteinen hat sich in den letzten Jahren sehr verändert. Jeder Grabstein darf individuell gestaltet werden, denn er soll die Persönlichkeit des Verstorbenen widerspiegeln und Erinnerungen für die Hinterbliebenen festhalten. Ein guter Grabsteingestalter benötigt nicht nur handwerkliches Geschick und kreative Fertigkeiten, sondern auch ein hohes Maß an Empathie.

Um es genau zu nehmen, erfordert der Beruf nicht nur große Fähigkeiten, sondern in vieler Hinsicht sogar Perfektion. Denn wenn ein Steinmetz einen Fehler macht, kann man diesen unter Umständen nicht mehr korrigieren. Bereits entferntes Material eines Steines kann nicht mehr angeklebt werden. Doch richten wir unseren Blick auf die positive Seite der Werke der Steinkunst: Sie halten über viele Generationen hinweg, um nicht zu sagen, für die Ewigkeit.

Der Stein und der Steinmetz

Stellen Sie sich vor, Sie haben eine Idee und wollen diese zu Papier bringen, sie aufschreiben. Vor Ihnen liegt ein leeres Blatt, dass nur darauf wartet, von Ihnen gefüllt zu werden. Es bietet Platz für Ihre Idee, aber auch für Gefühle, Wünsche und Erinnerungen. So beginnt der lange Weg zur Gestaltung eines Grabsteines.

Soll ein guter Grabstein entstehen, ist es essenziell, so viel wie möglich über die verstorbene Person, die Wünsche der Hinterbliebenen und die Gefühle, die sie mit dem Verstorbenen verbinden, zu erfahren. All das dient als Inspiration, Idee und Anregung, aus denen ich etwas Bleibendes schaffen kann, einen Ort für die Hinterbliebenen, an dem sie den Verstorbenen besuchen und seiner gedenken können.

Aus einem Stein lässt sich mit technischem Können und Kreativität ein Kunstwerk, ein Erinnerungsstück schaffen, das seine ganz eigene Sprache spricht. Dafür benötigt es vor allem Einfühlungsvermögen, denn jeder Grabstein ist individuell und soll die Geschichte eines Verstorbenen widerspiegeln.

Die Aufgaben eines Steinmetzes

Als Steinmetz stehe auch ich vor einer großen Herausforderung. Viele Trauernde kommen zu mir, sind oft noch akut von ihrem Verlust betroffen und verspüren dementsprechend einen Schmerz, den ich mir selbst nicht annähernd vorstellen kann. Immerhin kannte ich in den meisten Fällen die Verbindung zwischen Verstorbenen und Hinterbliebenen nicht und habe diese auch nicht selbst erlebt. Ich sehe in den Gesprächen nur den Trauernden in seinem Schmerz.

Kurze Zeit nach dem Tod eines Angehörigen ist man zumeist in emotional und seelisch sensibler Lage. Viele Betroffene sind damit überfordert, zum einen den Verlust eines nahen Menschen und zum anderen die Anforderungen von Beruf und Alltag, die Erledigung der Angelegenheiten rund um Behörden und die Beisetzung gleichzeitig bewältigen zu müssen. Die Aufgabe eines Steinmetzes sollte auch in diesem Fall klar sein: Er ist kein Seelsorger, sondern professioneller Dienstleister, der aber im Idealfall zwischenmenschliche Kompetenzen mitbringt, wie sie auch ein Seelsorger haben sollte. Denn ein Steinmetz muss seine Kunden und deren Wünsche nicht nur verstehen, sie dazu beraten und das Ergebnis der Gespräche umsetzen können. Er muss den Trauernden auch das Gefühl geben, ohne jegliche Wertung oder ein Urteil, respektiert, gehört und verstanden zu werden. Sein Ziel ist es, Angehörige dabei zu unterstützen, unvergängliche Erinnerungen für ihre Angehörigen zu schaffen. Sie müssen sich gehört fühlen und am Ende entstehen so Werke, die dem Vermächtnis eines Verstorbenen gerecht werden und die Angehörigen zufriedenstellen.

Die Gestaltung von Grabsteinen

Bei der Gestaltung eines Grabsteins haben wir es mit unterschiedlichen Situationen zu tun. Einige Menschen möchten sich einfach in unserer Ausstellung inspirieren lassen. Andere kommen bereits mit konkreten Vorstellungen bezüglich Form und Material auf uns zu. Wir versuchen dann, diese Wünsche im Einklang mit den Vorgaben der Friedhofssatzung zu realisieren. Das betrifft Aspekte wie Form, Material, Art und Umfang der Beschriftung, sowie die Verwendung von Symbolen oder Zeichen. Manchmal hat der Verstorbene selbst Wünsche geäußert, die die Hinterbliebenen berücksichtigen möchten.

Die Gestaltung ist äußerst individuell, da jeder Verstorbene einzigartig ist. Spätestens mit der Beschriftung wird jeder Grabstein zu einem Unikat. In der Regel werden Name und Daten des Verstorbenen bereits bei der Auswahl des Steins berücksichtigt, um sicherzustellen, dass alles Platz findet. Es müssen auch Überlegungen angestellt werden, wie viele Beisetzungen die Grabstelle vorsieht, um ausreichend Platz für zukünftige Inschriften zu gewährleisten. Bestimmte Informationen dazu sind notwendig, aber nicht unbedingt vor dem ersten Beratungsgespräch. Einige Anliegen können auch im Anschluss geklärt werden.

Bei der Planung eines Grabmals sind mehrere wichtige Informationen erforderlich:

Friedhofstyp: Handelt es sich um einen kommunal oder kirchlich verwalteten Friedhof?

Grablage: Die genaue Grablage wird von Friedhofsverwaltungen oft in „Feld / Reihe / Nummer" unterteilt.

Art der Grabstelle: In was für einer Art von Grabstelle ist der Verstorbene beigesetzt? Unterschiedliche Grabstellen unterliegen verschiedenen Vorgaben, wie beispielsweise die zulässige Höhe des Grabsteins.

Maße der Grabstelle: Was sind die genauen Maße der Grabstelle in Länge x Breite?

Einverständnis des Grabnutzungsberechtigten: Das Einverständnis des Grabnutzungsberechtigten ist essenziell. Diese Person hat die Rechte an der Grabstätte erworben. Ohne ihre Zustimmung dürfen keine Veränderungen vorgenommen werden. Das Nutzungsrecht wird normalerweise in der Reihenfolge verliehen, wie auch das Erbe eines Menschen geregelt wird.

Auflistung der üblicherweise verwendeten Stein-Materialien:

- diverse Kalksteine
- diverse Sandsteine
- diverse Granite
- Basalt
- Travertin
- Marmor
- Gneis

Die Materialien werden zum Teil mit Ornamenten beispielsweise in Form von Lebensbäumen, Blumen oder Kreuzen aus Edelstahl kombiniert.

Es besteht außerdem die Möglichkeit, Symbole oder Darstellungen in den Stein einzuarbeiten. Dafür stehen uns verschiedene Herangehensweisen zur Verfügung:

- Klassisch mit Hammer & Meißel. Manuelle Arbeit, sehr langwierig

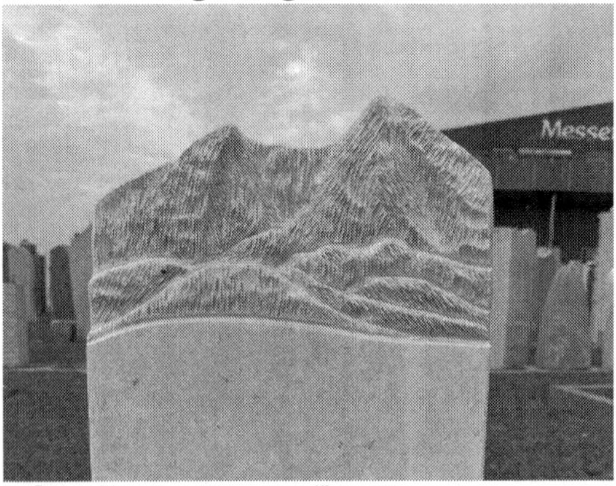

(Beispiel Stein „Watzmann“)

- Mit einer Seilsäge wird die äußere Form des Steins erstellt
  (Beispiel Stein „Rom“ oder „Venedig“)

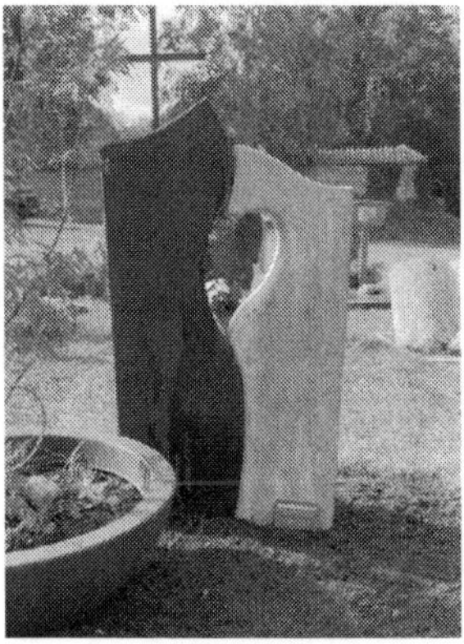

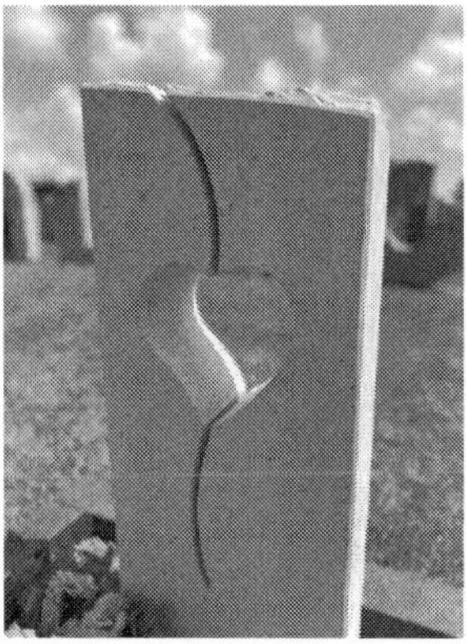

- Oft werden Symbole in den Stein gestrahlt.

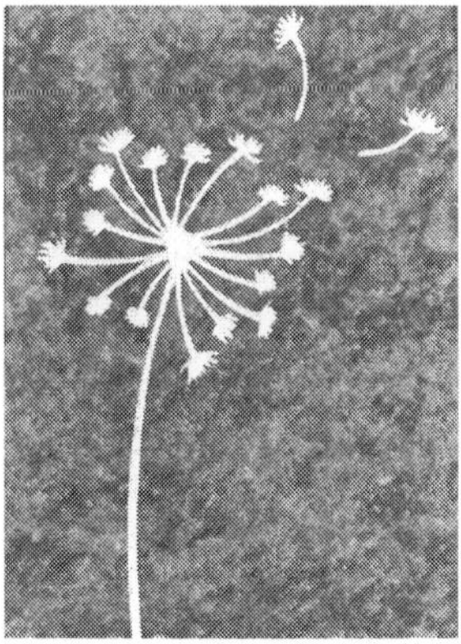

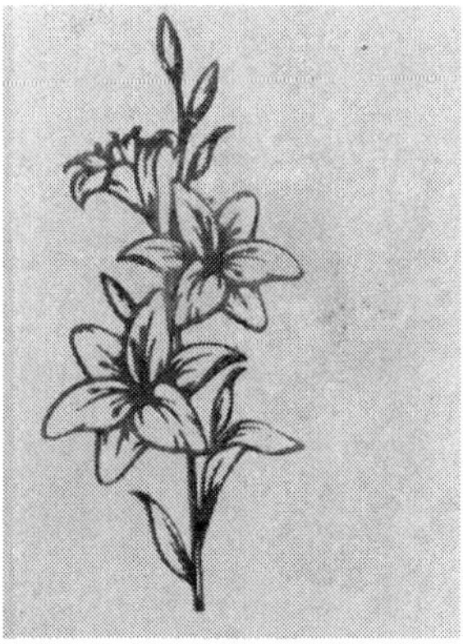

Im Folgenden sehen Sie einige anschauliche Beispiele meiner Arbeit. Jeder dieser Grabsteine entstammt unserer Werkstatt. Die Gestaltung ist in Zusammenarbeit mit unseren Kunden entworfen worden. Das Ergebnis ist ein wichtiges Erinnerungsstück, das den Verstorbenen gewidmet ist.

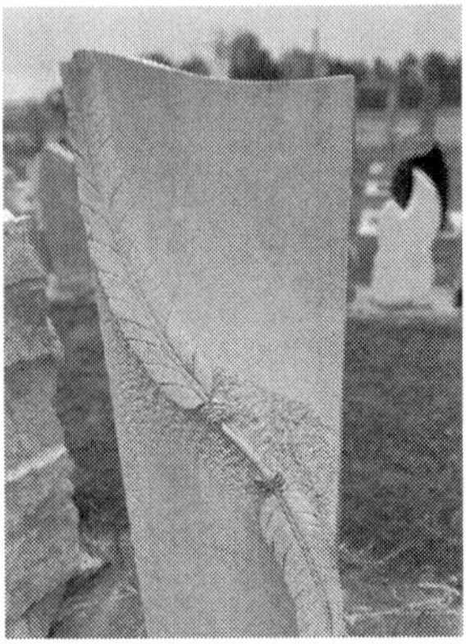

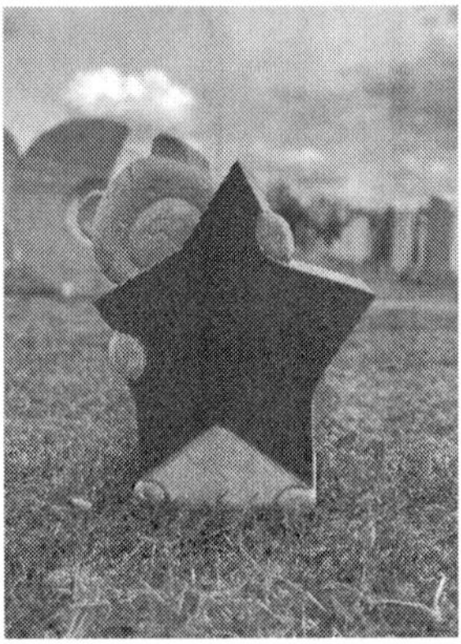

Weitere fotografisch abgebildete Grabsteine finden Sie im entsprechenden Bereich meiner Website.

Die Beschriftung wird meist in den Stein gestrahlt, vergleichbar mit einer Gravur. Dabei wird je nach Material des Steins die Schriftfarbe abgestimmt, wobei sich der Farbton der Schrift in einer der Farben des Steins wiederfinden sollte, damit ein schöner Kontrast entsteht und die Schrift deutlich zu erkennen ist. Alternativ wird die Schrift erhaben aus Edelstahl am Stein angebracht.

Für das klassische Grabzubehör wie Grablaternen und -vasen, Blumenschalen und Weihwasserkessel haben wir eine „eigene Linie". Alle Elemente sind aus Edelstahl gefertigt. Sie werden von uns immer auf einem Steinsockel passend zum übrigen Grabmal angebracht. Dies wurde von als Alternative zum klassischen Grabzubehör von diversen Zulieferern zu initiiert, die meist mit Bronze oder Messing arbeiten, die optisch weniger zu unserem Stil passen.

Die Gestaltung der Grabstelle erfolgt nach den Wünschen der Angehörigen. Meist wird die freibleibende Fläche innerhalb zur Bepflanzung genutzt. Von uns wird bei Errichtung des Grabmals hierfür frische Pflanzenerde angebracht. Ein Blumenbeet erfordert einen gewissen Aufwand. Manche Angehörige können das körperlich oder zeitlich nicht leisten und entscheiden sich dafür, die Grabstelle abzudecken. Dies geschieht in den meisten Fällen mit einer Platte, diese muss jedoch nicht zwingend direkt angebracht werden, sondern lässt sich auch problemlos nachträglich montieren. Hin und wieder wird auch anstelle der Pflanzenerde ein Kiesbett angelegt.

Wichtig zu wissen: Nicht überall ist jede Variante zugelassen. Solche gestalterischen Auflagen sind üblicherweise in den Friedhofssatzungen festgelegt. Möglicherweise gibt es auch unterschiedliche Vorgaben auf einem Friedhof, abhängig von der Lage des Grabes. Wir bringen Ihre Vorstellungen mit der jeweiligen gültigen Friedhofssatzung in Einklang, so dass der Stein nach Ihren Wünschen hergestellt und errichtet werden kann.

Meine Arbeit in der Praxis

Wie Sie schon ahnen können, muss ein guter Steinmetz viele Talente in sich vereinen, zu denen auch Feingefühl, zwischenmenschliche Kompetenz und das zielgerichtete Erkennen der Wünsche seiner Kunden und ihrer Angehörigen gehören. Im Folgenden möchte ich Ihnen einige Beispielen aus meinen beruflichen Erfahrungen als Steinmetz näher bringen. Die Namen der Beteiligten wurden natürlich geändert.

Der Streit um den Grabstein

Christian, ein siebenjähriger Junge, ist viel zu früh von uns gegangen. Das Online-Gespräch fand an einem trüben Samstagmittag statt. In diesem Gespräch fiel mir sofort auf, dass die Eltern bereits eine Vorstellung von dem Grabstein für Christian hatten. Ein Grabstein, der mehr als nur ein Stein, vielmehr eine liebevolle Erinnerung an ihren kleinen Engel werden sollte.

Inmitten der besprochenen Details wagte ich die Frage: "Wie war Christian?" Die Reaktion der Mutter war überwältigend. Keiner der vorher kontaktierten Steinmetze hatte je nach Christian gefragt. Dieser einfache Akt des Zuhörens und Interessierens bewegte die Mutter zutiefst.

Doch die Geschichte nahm eine herausfordernde Wendung, als Unstimmigkeiten zwischen dem leiblichen Vater, der Mutter und ihrem neuen Partner auftraten. Die Eltern waren bereits getrennt, die Spannungen jedoch blieben bestehen. Ein rechtlicher Konflikt entbrannte darüber, wer die Kosten für den Grabstein von Christian tragen sollte.

In diesem Moment habe ich eine persönliche Entscheidung getroffen. Um sicherzustellen, dass Christian einen wunderschönen Grabstein erhält, verzichtete ich auf meinen eigenen Gewinn. Es war mir eine Herzensangelegenheit, sicherzustellen, dass Christian die liebevolle Erinnerung und Würdigung bekommt, die er verdient. Manchmal übersteigt die Bedeutung eines Grabsteins dessen materiellen Wert bei Weitem.

Tödlicher Arbeitsweg und geliebtes Hobby

Eine herzzerreißende Begegnung prägte sich ein, als eine Kundin mit ihrer etwa einjährigen Tochter zu uns kam. Die Atmosphäre war spürbar durchzogen von Trauer, aber auch von der Liebe und Hingabe, die sie für ihren verlorenen Partner empfand. Sie erzählte mir von der großen Leidenschaft ihres Mannes für das Motorradfahren, einer Leidenschaft, die er fast aufgab, als ihre Tochter geboren wurde. Er versprach, auf die ausgedehnten Touren zu verzichten und das Motorrad lediglich für den vermeintlich sicheren Arbeitsweg zu nutzen.

Das Schicksal nahm eine tragische Wendung, als er auf eben jenem Weg zur Arbeit in einen tödlichen Unfall verwickelt wurde. Ein Pkw-Fahrer hatte ihn beim Überqueren einer Kreuzung übersehen und ihn angefahren. Die Ironie des Lebens schien in diesem Moment besonders schmerzhaft, da er stets betonte, dass auf dem Weg zur Arbeit weniger Gefahren lauerten als auf seinen abenteuerlichen Reisen.

Während wir über den Grabstein sprachen, kam zunächst die Idee auf, die Liebe des Verstorbenen für das Motorradfahren auf dem Stein zu verewigen. Diese wurde jedoch von der Witwe verworfen. Warum sollte das Objekt auf dem Grabstein verewigt werden, dass ihren Mann das Leben gekostet hatte? Danach kam jedoch eine Einsicht, sowohl bei mir als auch bei meiner Kundin. Ihr Mann hatte das Motorradfahren geliebt, so wie er sie und ihre gemeinsame Tochter geliebt hatte. Sein Tod war tragisch, aber dennoch ein Unfall. Seine Liebe für sein Motorrad war nicht etwa aus mangelnder Liebe für seine Familie entstanden und er trug keine Schuld an dem, was passiert war. Schließlich fand sein Motorrad als Motiv einen Platz auf dem Grabstein.

Die Gestaltung des Grabsteins wurde zu einem emotionalen Akt der Trauerbewältigung. Durch die authentische Verewigung der Erinnerungen wurde der Stein zu einem berührenden Zeugnis der Liebe und Wertschätzung für den Verstorbenen.

Trauer im Paradies

Ich begleitete eine Frau durch die dunkelsten Tage ihres Lebens, nachdem sie ihren Mann verloren hatte. Ihr gemeinsames Leben, die geteilte Arbeit und die gemeinsamen Urlaube fanden in einem schicksalhaften Moment ein abruptes Ende, als der Mann während ihres Traumurlaubs unerwartet verstarb.

Der Boden scheint unter den Füßen jedes Menschen zu verschwinden, insbesondere, wenn die Verbundenheit so tiefgreifend war wie bei diesem Paar. Unter derart schmerzlichen Umständen stand ich vor der Herausforderung, eine Brücke zwischen dem Verlust und den gemeinsamen Erlebnissen zu schaffen. Durch einfühlsame Gespräche gelang es uns, die emotionalen Hürden zu überwinden und diese Gefühle in einem Grabstein zu verewigen.

Die Besonderheit dieses Projekts manifestierte sich in der Abbildung eines Herzens auf dem Grabstein. Dabei symbolisierte ein Teil des Herzens die Präsenz des Verstorbenen, während der andere Teil von der Frau im Herzen getragen wird. Diese künstlerische Darstellung verdeutlichte auf berührende Weise die anhaltende Liebe und Verbundenheit, die selbst über den Tod hinausreicht.

Gedenken in eigener Handschrift

Ein weiterer meiner Kunden, Fabian, war vor rund einem Jahr über eine persönliche Bekannte zu mir gekommen. Fabian hatte zu dieser Zeit gerade seine um fünf Jahre jüngere Schwester Jessica verloren. Erschöpft von einem langen Tag schlief sie vermutlich am Steuer ein, wodurch das Auto von der Fahrbahn abkam und gegen einen Baum prallte. Die Fahrerin und der Beifahrer verloren dabei ihr Leben, während die beiden Insassen auf der Rücksitzbank schwer verletzt wurden.

Für den Grabstein entschieden sich die Hinterbliebenen, die einzigartigen Eigenschaften der Verstorbenen zu repräsentieren. Zärtlichkeit und ihre feminine Art wurden durch einen Stein in schlanker, sich wiederholender Form dargestellt. Dies wurde durch Jessicas eigene Handschrift im Stein unterstrichen. Die Herz-Halskette, die sie trug und wohl das Letzte war, was sie in den Händen hielt, wurde ebenfalls in die Gestaltung des Steins eingebracht.

Ein Spiel, das Leben und Liebe überdauert: Eine bewegende Geschichte

Es war ein sonniger Tag voller Kinderspaß, als Geschwister auf dem Fluss mit ihrem Spielzeugboot spielten. Das Boot durchquerte ein Rohr unter einer Straße, während sie versuchten, es auf der anderen Seite wieder einzufangen. Ein unschuldiges Spiel, das plötzlich von einer schrecklichen Tragödie unterbrochen wurde: Ein Auto überfuhr eines der Kinder.

Der Schmerz und die Trauer waren überwältigend, aber aus dieser Dunkelheit erwuchs etwas Schönes. Die Familie beschloss, gemeinsam einen Grabstein zu gestalten, der mehr als nur Erinnerungen bewahrte. Mit einer integrierten Murmelbahn wurde der Stein zu einem lebendigen Denkmal für das Kind und seine Liebe zum Spiel.

Obwohl das Kind nicht mehr physisch bei ihnen war, lebte sein Geist weiter in den Herzen seiner Familie. Die Murmelbahn auf dem Grabstein wurde zu einem Ort der Erinnerung und des Trostes, an dem sie sich daran erinnern konnten, wie glücklich sie zusammen waren. In den dunkelsten Momenten des Lebens fanden sie in den Erinnerungen an ihr Kind und ihrer gegenseitigen Liebe den Mut, weiterzugehen.

Verknüpfte Schicksale: Die Geschichte zweier Grabsteine

Eine tragische Geschichte begegnete mir, als ich Eltern traf, deren Sohn bei einem Kletterunfall tödlich verunglückt war. Der Verstorbene galt als äußerst hilfsbereit, freundlich und uneigennützig, stets bereit, anderen Menschen zu helfen. Diese einzigartigen Eigenschaften wurden symbolisch durch Kieselsteine auf dem Grabstein abgebildet.

Der Stein wurde aufgestellt und die Eltern zeigten sich zufrieden mit dem Ergebnis. Ein Jahr später suchte mich die Frau erneut auf, diesmal, um einen Grabstein für Ihren Mann zu gestalten, der plötzlich im Urlaub einen Herzinfarkt erlitten hatte, an dem er verstarb. Die Worte "Nutze jeden Tag, denn jeder Tag ist ein Geschenk" bekamen eine tiefere Bedeutung und fanden Eingang in die Gestaltung des Grabsteins. In diesem Moment vereinten sich zwei Schicksale, und der Grabstein wurde zu einem berührenden Denkmal für die Liebe und das kostbare Geschenk des Lebens.

Eine bewegende Geschichte über Druck und Verlust

Ein besonders bewegender Moment ereignete sich, als mich eine Mutter kontaktierte, deren Tochter jung, erfolgreich und äußerst beliebt war. Obwohl nach außen hin alles in Ordnung schien, muss es innerliche Konflikte gegeben haben, da das junge Mädchen sich selbst das Leben nahm. Die Mutter stand vor dem Scherbenhaufen ihrer Welt

Es war eine Situation, in der Warnhinweise vorhanden, aber nicht ernst genug genommen wurden. Mir wurde deutlich, wie entscheidend es ist, sich nicht vom Streben nach Erfolg überwältigen zu lassen. Das Leben selbst ist kostbarer als jeder Erfolg und verdient es, gelebt und genossen zu werden. In diesem Falle waren Erfolg und hohe Anforderungen eine gefährliche, zerstörerische Verbindung eingegangen.

Die Eltern waren zutiefst betroffen, und diese Erfahrung verdeutlichte mir die Wichtigkeit, nicht nur äußeren Erfolg anzustreben, sondern auch das innere Wohlbefinden zu bewahren und zu schützen.

Die erschütternde Lehre der Vernachlässigung

Eine Frau, im Alter zwischen 30 und 35, hatte sich ein scheinbar perfektes Leben aufgebaut. Sie hatte hart gearbeitet, um sich ein Haus zu bauen, liebte es zu reisen und genoss das Leben in vollen Zügen. Geld war kein Hindernis, um ihre Träume zu verwirklichen. Alles schien harmonisch und erfüllt.

Doch dann geschah etwas Unerwartetes. Die Frau verletzte sich versehentlich am Arm, ignorierte jedoch die Wunde und suchte keinen Arzt auf. Das scheinbar Unbedeutende entwickelte sich zu einer Blutvergiftung, die zu ihrem Tod führte.

Diese Geschichte verdeutlicht eindrücklich, dass Geld, Wohlstand und beste Lebensbedingungen nichts bedeuten, wenn man aufgrund einer kleinen Vernachlässigung sein perfektes Leben beenden kann. Es ist eine Mahnung, wie Kleinigkeiten, wenn sie nicht ernst genommen werden, zu tragischen Konsequenzen führen können.

Timmys Vermächtnis und der Igel als Grabstein

Timmy liebte es im Wald zu spielen und half seinem Vater oft beim Holz machen. Mit dem Schlepper und dem Anhänger war das Holz machen ein gemeinsames Vergnügen. Der Holzspalter, der über die Zapfwelle des Schleppers betrieben wurde, war eine wichtige Maschine. Timmys Vater achtete darauf, dass Timmy dem Spalter nicht zu nahe kam.

Leider kam es zu einem schrecklichen Unfall. Timmy griff in die Zapfwelle, und sein Arm wurde abgerissen. Er verblutete im Wald vor den Augen seines Vaters. Während des Gesprächs mit Timmys Eltern erfuhren wir, dass Timmy immer eine Igelfrisur hatte.

Aufgrund dieser persönlichen Information entstand die Idee, einen Igel als Grabstein für Timmy zu gestalten. Dieser liebevolle und symbolische Bezug zum Wald und zu Timmy schlägt eine Brücke zwischen seinem Leben, seinem tragischen Unfall und dic Erinnerung an ihn.

Die Helfer und Wegbegleiter des Abschiedes: Trauerzeremonien

„Die Trauer zeigt uns, dass das Leben unvorhersehbar ist, aber es erinnert uns auch daran, dass wir fähig sind, uns anzupassen und zu wachsen.“ – Verfasser unbekannt

Wir alle haben bereits gewisse Vorstellungen darüber, wie Bestattungszeremonien üblicherweise aussehen und ablaufen. Wir kennen sie aus unserem eigenen Leben, aus Erzählungen und Gesprächen mit anderen und aus Darstellungen in Filmen oder Büchern. Die in Schwarz gekleidete trauernde Witwe, der am Grab stehende, eine Trauerrede haltende Priester, die Trauergäste, wie sie Blumen in das Grab werfen oder dies mit Erde bedecken, während sich über dem Friedhof dunkle Wolken bilden. Unabhängig von diesen Klischees haben Trauerzeremonien nicht nur eine wichtige Rolle für die Verabschiedung von Menschen, sie können auch unglaublich gestaltet werden. Ihnen allen ist gemein, dass sie kulturell und historisch gewachsene Bestandteile aufweisen, mit denen die Trauer der Hinterbliebenen, der Abschied und die Reise des Verstorbenen ins Jenseits symbolisch zelebriert werden sollen. Die symbolische Schaufel voll Erde, welche ins Grab geworfen wird, steht für die Rückgabe des Körpers zur Natur.

Die Waschung und Einkleidung des Körpers in Weiß bei muslimischen Beerdigungen dienen dazu, die Reinheit des Verstorbenen und die Gleichheit aller Menschen vor Gott hervorzuheben. Die Abgabe von Spenden durch die Angehörigen, wie sie in verschiedensten Kulturen und Traditionen üblich ist, soll dem Verstorbenen eine leichtere Reise ermöglichen. Und doch unterscheiden sich Trauerzeremonien in Dauer, Umfang, Ausgestaltung und Zurschaustellung oft erheblich.

In diesem Kapitel werden wir uns Trauerzeremonien in all ihren Facetten widmen, uns Beispiele aus unterschiedlichen Kulturen und mit unterschiedlichen, individuellen Ansprüchen ansehen. Einige Bestandteile der Verabschiedung eines Menschen haben aus wesentlichen Gründen in fast jede menschliche Kultur Einzug gefunden.

Zuletzt werden wir uns noch einem weiteren, verwandten Thema widmen: Der Bedeutung und Schaffung von besonderen Erinnerungsstücken für das Leben nach dem Tod eines Mitmenschen.

Trauerrituale und ihre Funktion

Naturgemäß spielen Trauerrituale, zu denen auch Bestattungen gehören, eine wesentliche Rolle bei der Unterstützung der Hinterbliebenen in der schweren Zeit nach einem Todesfall. Wie bereits erläutert, soll mit der Bestattung als solches das Leben und der Abschied eines Menschen aus dem Diesseits zelebriert werden. Damit wird dem Verstorbenen und seinem Leben Respekt gezollt. Mit dem Errichten eines Grabmals wird die Position als Verstorbener in der Welt der Lebenden etabliert. Zugleich verleiht dies dem Leben einen festlichen Abschluss, einen geordneten Rahmen und ein "Ende zum Anfang". Auch der Prozess der Trauer erhält damit eine geordnetere Struktur, denn Trauernde erhalten die Möglichkeit, sich während einer rein dem Verstorbenen gewidmeten Zeremonie ihren Gefühlen und ihrer Verabschiedung hinzugeben – wenngleich dies natürlich nicht der einzige Zeitraum ist, in dem sie trauern. Trauerzeremonien erfüllen noch eine weitere wichtige Funktion: Das Zusammenbringen von Angehörigen schafft Möglichkeiten für Austausch und das kollektive Erlebnis des Verlustes, das für die gesamte Trauergemeinde heilend ist. Auf spiritueller Ebene dienen Trauerrituale sowohl denen, die zurückbleiben, als auch den Verstorbenen. Die Reise des Verblichenen in die Welt nach dem Tod – sei es in den Himmel, das Paradies, die Reinkarnation oder ins Nirvana – soll durch diese Rituale erleichtert oder erst ermöglicht werden, Trost spenden und positive Energien freisetzen.

Wichtige Elemente von Trauerzeremonien

Die bekanntesten Formen der Trauerrituale finden im Rahmen von Bestattungszeremonien statt, also dann, wenn der Körper des Verstorbenen zu seiner letzten Ruhestätte gebracht wird. Dabei wird er entweder in einem Sarg beigesetzt oder die Asche seines verbrannten Körpers in einer Urne. Weitere Rituale, die der Verstorbenen gedenken, sind Todestage, auch bekannt als Gedenktage. Oft sind dies bedeutende Veranstaltungen, zu denen Familien und Gemeinschaften zusammenkommen. Diese Tage markieren in der Regel den Jahrestag des Todes und dienen als Gelegenheit für das Teilen von Erinnerungen und das Entzünden von Kerzen. In christlichen Kulturen gibt es Gedenkmessen, die einzelnen Verstorbenen oder Gruppen gewidmet werden. Auch Feiertage wie, der Totensonntag (evangelisch) und Allerseelen (katholisch) erfüllen diese Funktion. Obwohl sich diese Rituale je nach Kultur, Region und zwischen individuellen Menschen und Familien unterscheiden, gibt es Elemente, die sich in vielen Kulturen wiederfinden. Im Folgenden schauen wir uns einige dieser Elemente und ihren Zweck genauer an.

Vor der Bestattung

Das Waschen und Ankleiden

Das Waschen und Ankleiden des Verstorbenen wird in fast allen erdenklichen Kulturen praktiziert, wenngleich auch in unterschiedlicher Weise. Es dient der physischen wie spirituellen Reinigung des Körpers und symbolisiert das Fortbestehen der menschlichen Würde über den Tod hinaus. Für spirituelle und religiöse Belange werden die Waschung und Ankleidung nach bestimmten Vorgaben mit dem Ziel der Herstellung eines bereinigten, angemessenen Zustands des Leichnams vorgenommen. So werden Verstorbene in islamisch geprägten Bestattungen in ein weißes Baumwollgewand gekleidet, das die Reinheit und Gleichheit der Menschen im Tod symbolisiert. Die Aufgabe des Waschens und Ankleidens wird in westlichen Ländern einschließlich Deutschland üblicherweise vom Bestatter übernommen. Es ist jedoch durchaus möglich, mit dem Bestatter zu sprechen und diese Aufgabe selbst zu übernehmen. Viele Bestattungsdienste sind bereit, die Wünsche der Familie zu respektieren, solange dies den rechtlichen Bestimmungen und hygienischen Standards entspricht. Es ist wichtig, dies im Voraus zu klären und die Möglichkeit mit dem Bestatter zu besprechen, um sicherzustellen, dass die individuellen Vorstellungen und kulturellen Präferenzen respektiert werden.

Die Aufbahrung und die Totenwache

Aufbahrung bezeichnet bei Bestattungen den Akt des Ausstellens oder Auslegens des Leichnams des Verstorbenen vor der eigentlichen Bestattung. Diese Praxis gibt Familienangehörigen, Freunden und anderen Trauergästen die Möglichkeit, Abschied zu nehmen und den letzten Respekt zu erweisen. Die Aufbahrung kann in verschiedenen kulturellen und religiösen Kontexten unterschiedlich gestaltet sein und sowohl privat als auch im öffentlichen Raum stattfinden.

Die Aufbahrung findet mit geöffnetem oder geschlossenem Sarg, wahlweise im privaten Raum (das heißt, im eigenen Zuhause) oder beim Bestatter statt und ist in Deutschland üblicherweise bis zu 36 Stunden nach dem Tod möglich. Die Aufbahrung im eigenen Zuhause ist heute eine eher selten angewandte Praxis. Eng verwandt damit ist das eher mit religiösen Bräuchen verbundene Ritual der Totenwache, bei dem der Leichnam mit gemeinsamem Gebet bis zur Bestattung begleitet wird. Oft beinhaltete dies auch gemeinsames Singen, miteinander Sprechen oder auch das Teilen von Mahlzeiten. Die Totenwache dient dabei nicht nur als Abschiedsritual, sondern auch als Zeit des gemeinsamen Gedenkens und der Trauerverarbeitung.

Gestaltung von Sarg, Urne und Tüchern

Wie alle anderen Elemente der Bestattungszeremonie können Särge und Urnen vielfältig nach den Wünschen der Angehörigen sowie den Verfügungen des Verstorbenen gestaltet werden. Ansprechpartner für Fragen zu der professionellen Gestaltung beziehungsweise der verfügbaren Modelle sind Bestattungsunternehmen des Vertrauens. Darüber hinaus besteht die Möglichkeit Sarg oder Urne persönlich zu gestalten und zu bemalen. Durch diese individuelle Gestaltung schaffen die Trauernden nicht nur ein liebevolles Abschiedsgeschenk, sondern geben auch ihren Gefühlen einen kreativen Ausdruck. Diese künstlerische Tätigkeit kann als eine Form der aktiven Trauerbewältigung dienen und den Hinterbliebenen helfen, ihrem Empfinden auf eine persönliche und einfühlsame Weise Ausdruck zu verleihen. Dies bietet sich beispielsweise für angehörige Kinder an, denen diese Möglichkeit des Abschiednehmens behutsam und verständlich vermittelt werden kann. Kindern kann zum Beispiel vorgeschlagen werden, Sarg, Urne oder auch das bei Bestattungen üblich Sarg- oder Urnentuch zu bemalen, zu beschriften oder mit ihren farbigen Handabdrücken zu verzieren.

Trauerfeiern und ihre Ausgestaltung

Die allermeisten Trauerfeiern – egal ob in Form einer Sargbeerdigung oder Einäscherung mit anschließender Beisetzung – beinhalten viele kleinere Rituale, die Trauernden einen persönlichen Abschied von ihrem geliebten Menschen ermöglichen. Im Folgenden unternehmen wir zunächst einen kleinen Exkurs und betrachten typische Elemente von Trauerfeiern verschiedener religiös-kultureller Hintergründe. Wir werden dabei Gemeinsamkeiten und Unterschiede feststellen und vielleicht auch einen roten Faden entdecken, der sich durch fast alle erdenklichen Rituale zieht, die der Mensch zum Gedenken an die Toten pflegt.

Trauer im Judentum

In jüdischen Gemeinden sorgt der Tod eines nahestehenden Menschen mitunter dafür, dass schnell umgedacht werden muss. Pläne, am Wochenende etwas zu unternehmen oder am übernächsten Tag arbeiten zu gehen, müssen mitunter schnell verworfen werden, denn im Judentum sollte eine Bestattung – nicht unähnlich wie im Islam – innerhalb von höchstens 24 Stunden stattfinden. Aus diesem Grund sind in Israel und generell in jüdischen Gemeinden weltweit Todesanzeigen unüblich und die Nachricht eines Todes wird oft auf eilig kopierten Handzetteln verbreitet, die an öffentlichen Stellen ausgelegt werden. In Ländern wie Deutschland, die

Bestattungen in anderen Zeiträumen gestatten, erhalten jüdische Gemeinden Sondergenehmigungen für die Bestattungen nach einem Tag.

Diese Eile bringt auch Vorteile – darunter den, dass alle Trauerangehörigen, die es sich einrichten können, schnell zusammenkommen und so niemand mit dem Schock eines Todes allein gelassen wird. Die Bestattungsrituale beginnen sofort, wobei der wichtigste die Shivah-Zeit *(„Sieben“)* ist. Die engsten Angehörigen empfangen eine Woche lang Besuch zu Hause.

Das bedeutet, dass Trauernde nicht nur von Freunden, Nachbarn und engen Bekannten besucht werden können, sondern auch von Unbekannten. Richtig gelesen! Es ist nicht unüblich, dass Trauernde in jüdischen Gemeinden – kleinen wie größeren – Beileidsbekundungen von Fremden bekommen. Diese Gäste können auch Speisen oder andere Geschenke und Gesten des Beileids mitbringen. Die Beerdigungen selbst können je nach Region, Konfession und individuellen Vorlieben gestaltet werden, weisen jedoch einige Gemeinsamkeiten auf: Das Spielen oder Aufführen von Musik sowie Gebete sind üblich, Sarg und Leib des Verstorbenen werden generell kaum geschmückt. Der Leichnam wird höchstens mit einem einfachen Leichentuch, sonst jedoch nackt, in einem schlichten Holzsarg beerdigt. Auch Grabbeigaben sind unüblich, denn im Judentum sind im Tod alle gleich – und in der Regel wird auch nicht von der Existenz eines Jenseits ausgegangen, in das der Verstorbene zieht.

Um Respekt am Grab zu zeigen, nehmen Friedhofsbesucher Steine mit, die sie mit ihrer linken Hand auf den Grabstein respektive das Grab des Verstorbenen legen. Dies gilt im Judentum nicht als strikte religiöse Vorschrift, ist aber ein weit verbreitetes Ritual der Ehrerbietung gegenüber dem Toten.

Trauer im Islam

In der Lehre des Islam spielt der Tod eine zentrale Rolle im Verständnis des Lebens und der menschlichen Existenz. Der Islam betrachtet den Tod als einen unvermeidlichen Bestandteil der irdischen Realität und betont die Vergänglichkeit dieses weltlichen Lebens. Der Koran verdeutlicht, dass jede Seele den Tod kosten wird – dass also der Tod jeden, unabhängig von seiner sozialen Stellung, religiösen Zugehörigkeit oder persönlichen Umstände, trifft.

In einigen muslimischen Kulturen, wie zum Beispiel in Ägypten und Algerien, gibt es die Tradition der Klageweiber. Das sind Frauen, die dafür engagiert und bezahlt werden, die Trauer über einen Verlust darzustellen. Diese Tradition, die eigentlich aus vorislamischen Zeiten stammt, ist jedoch nicht überall im islamischen Kulturraum verbreitet. Denn heute werden in islamischen Gemeinschaften zuallermeist Besonnenheit und Mäßigung hochgehalten. Gläubige werden ermutigt, den Verlust mit

Standhaftigkeit (*Sabr*) zu ertragen und sich der göttlichen Vorsehung zu fügen.

Daher soll bei Bestattungsritualen das Zeigen von übermäßiger Trauer und Wehklagen vermieden werden. Stattdessen liegt der Fokus oft auf Gebeten, Rezitationen aus dem Koran und dem Erinnern an die guten Taten und das Vermächtnis des Verstorbenen. Dessen Körper wird in ein weißes Laken (*Kafan*) gehüllt. Es ist einfach gestaltet, um die Gleichheit vor Gott zu betonen. Dies ist Teil der islamischen Begräbnisrituale und symbolisiert den Glauben an die Gleichheit aller Menschen im Tod. Der Leichnam selbst wird üblicherweise so ausgerichtet, dass der Kopf in Richtung Mekka zeigt. Dies ist eine wichtige rituelle Praxis im Islam, da Mekka als die heilige Stadt, das religiöse Zentrum gilt. Danach findet eine Gebetszeremonie statt, die als "*Dschanazah*-Gebet" bekannt ist. Dieses Gebet ist speziell den Verstorbenen gewidmet und wird normalerweise von der Gemeinschaft gemeinsam verrichtet. Es wird oft im Freien gesprochen und symbolisiert die Solidarität der Gemeinde im Angesicht des Todes. Bei der Trauerzeremonie wird meist die Trennung der Geschlechter eingehalten, wodurch Anstand und Ehrfurcht vor der Zeremonie und dem Tod gewahrt werden soll. Im Islam gibt es außerdem die Vorstellung von "*Arba'een*", was auf Arabisch "vierzig" bedeutet. Dieser Zeitraum von 40 Tagen nach dem Tod ist von spiritueller Bedeutung. Während der *Arba'een*-Periode können Familienmitglieder und Gemeindemitglieder zusätzliche Gebete für den Verstorbenen verrichten, den Koran lesen und Wohltätigkeitsgaben im Namen des Verstorbenen leisten.

Im schiitischen Islam unterscheiden sich die Trauerzeremonien und die Betrachtung von Tod und Trauer in einigen Aspekten von denen im sunnitischen Islam. Es gibt bei den Schiiten einen eigenen Trauermonat – *Muharram* – der ursprünglich dem Gedenken an Hussein, den Enkel des Propheten Mohammed und einen der wichtigsten Urväter des schiitischen Islam erinnert. Insbesondere am zehnten Tag des Monats (*Aschura*) werden zahlreiche Trauerfeiern und Zeremonien abgehalten. Generell betrachtet der schiitische Islam Tod und Trauer als Gelegenheit zur spirituellen Reflexion, zur Erneuerung des Glaubens und zur Erinnerung an die moralischen Prinzipien, für die die Imame und ihre Anhänger standen.

Trauer im Hinduismus

Im Hinduismus wird angenommen, dass es eine unsterbliche Essenz in jedem Lebewesen gibt, die vom Tod unberührt bleibt, vergleichbar mit einem unvergänglichen Kern. Wie man alte Kleider ablegt, gibt der Mensch seinen alten Körper auf. Dieser Zyklus von Geburt, Tod und Wiedergeburt – denn auch die Reinkarnation spielt im Hinduismus eine wichtige Rolle – wird als Samsara bezeichnet. Nach der hinduistischen Philosophie durchläuft die Seele (*atman*) diesen Zyklus und nimmt in jedem Leben eine andere körperliche Form an.

Es gilt im Hinduismus generell als ratsam und erstrebenswert, dass der Sterbende positive Gedanken hat, wenn der Zeitpunkt gekommen ist. Vor der Einäscherung des Leichnams wird dieser gebadet, gesalbt und in schlichte Tücher gewickelt, was der Reise der Seele im Sinne des *Samsara* dienlich sein soll. Die Ausgestaltung der Bestattung kann durchaus variieren, schließlich muss man sich vor Augen führen, dass es auf der Welt über eine Milliarde Hindus gibt. Generell wird der Leib des Verstorbenen aber immer verbrannt, was der Transformation des physischen Körpers und seiner Rückkehr in die Natur dient. Außerdem soll durch das Verbrennen die Seele von ihrer Hülle befreit und ihre Reise in die nächste Station des spirituellen Weges ermöglicht werden. Die Asche des Verstorbenen wird oft in heiligen Flüssen verstreut, was als rituelle Reinigung betrachtet wird. Hier kommt dem Fluss Ganges eine besondere Bedeutung zu, denn er ist nicht nur einer der bedeutendsten Flüsse Indiens, sondern wird auch als heiliger, göttlicher Fluss angesehen. Das Verstreuen der Asche des Verstorbenen in den Ganges gilt als reinigend und segensreich. Gläubige Hindus hängen der Überzeugung an, dass dieser Akt dazu beiträgt, die Seele des Verstorbenen von weltlichen Bindungen zu befreien und ihm eine günstige Reinkarnation zu ermöglichen. Die Stadt Varanasi, am Ufer des Ganges im Norden Indiens gelegen, ist besonders bekannt für ihre Rolle als heiliger Ort für

Bestattungen. Varanasi wird oft als die spirituelle Hauptstadt Indiens betrachtet. Viele Menschen pilgern dorthin, um ihre letzten Tage zu verbringen und schließlich am Ganges bestattet zu werden. Die Ghats, die Treppen und Plattformen am Ufer des Flusses, dienen als Orte für rituelle Handlungen, Gebete und Bestattungen.

Alle diese kulturellen und spirituellen Elemente sind im Kontext von Samsara zu sehen, des Kreislaufs aus Leben, Tod und Wiedergeburt. Dieser mündet der Lehre des Hinduismus zufolge in dem Stadium Moksha, der Befreiung aus dem Kreislauf, der Erlangung von spiritueller Vollkommenheit und Freiheit von weltlichen Bindungen. Niemand kennt den genauen Zeitpunkt dieser Befreiung und niemand weiß, in welchen Körper die Seele nach dem Tod eintreten wird. Alles unterliegt dem Wandel. Am Einäscherungsplatz, wenn die Toten verbrennen, wenn ihre Körper im Feuer aufgehen und ihre Seelen den Körper verlassen, sollen keine Tränen fließen.

Doch eines steht fest: Der Tod ist ein integraler Bestandteil des Lebens. Der gesamte Zyklus aller notwendigen, rituellen Schritte sind von Traditionen und Bräuchen geprägt.

Trauer im Buddhismus

Buddhisten glauben wie Hindus an die Wiedergeburt, die dem Tod eine Rolle als Beginn eines neuen Lebens verleiht. Dennoch stellt der Prozess von Tod und Wiedergeburt für sie keinen idealen Endzustand dar – dieser wird durch das Nirwana, den Zustand des höchsten Glücks symbolisiert. Das Nirwana steht im Mittelpunkt vieler buddhistischen Lehren und wird gemeinhin als eine Art Befreiung oder Erlösung interpretiert. Es repräsentiert den Zustand, in dem ein Individuum von der Wiedergeburtskette (*Samsara* – diesen Begriff haben wir bereits kennengelernt) befreit ist, die den Kreislauf von Geburt, Tod und Wiedergeburt darstellt. Im Nirwana wird dieser eigentlich mit dem Konzept des Leidens verbundene Kreislauf überwunden und es gibt keinen erneuten Eintritt in den Zyklus von Wiedergeburten.

In buddhistischen Trauerzeremonien spielen verschiedene Aromen und Dekorationselemente eine symbolische Rolle. Räucherstäbchen sind häufig präsent und dienen dazu, Reinheit zu symbolisieren und eine meditative Atmosphäre zu schaffen. Der Duft des Räucherwerks lenkt die Aufmerksamkeit auf das Spirituelle und wird als unterstützend für die Gebete und Meditationen während der Zeremonie betrachtet. Weiße Blüten, darunter weiße Orchideen und Lotusblumen, werden zur Symbolisierung der Reinheit, der Erleuchtung, aber auch der Schönheit des Lebens und der Flüchtigkeit der Existenz genutzt. Anders als im Judentum oder Islam erfährt der Leichnam von Verstorbenen im Buddhismus eine lange Aufbahrungszeit – manchmal mehrere Tage – bevor dieser verbrannt wird. Manche Familien entscheiden sich dazu, den Leichnam ihres Angehörigen im eigenen Haus aufzubahren. Es können auch buddhistische Mönche oder Gelehrte eingeladen werden, um Gebete und Zeremonien durchzuführen. Diese spielen eine zentrale Rolle in vielen buddhistischen Trauerzeremonien. Mit Rezitationen aus buddhistischen Schriften und Meditation wird um Frieden für die Seele des Verstorbenen gebetet.

Die Asche des Verstorbenen wird in manchen Fällen an heiligen Orten verstreut oder wahlweise aufbewahrt. Tatsächlich gibt es auch buddhistische Beerdigungen ohne Einäscherung des Leichnams. Dies steht nicht im Widerspruch zum Konzept von *Samsara*.

Zentral für die Trauerverarbeitung ist das Konzept des Mitgefühls (*Metta*). *Metta*, oft als "liebende Güte" oder "bedingungslose Liebe" übersetzt, ist eine emotionale Haltung und spirituelle Praxis, die darauf abzielt, Mitgefühl und Wohlwollen gegenüber allen Lebewesen zu kultivieren, einschließlich sich selbst und anderen. Dies umfasst Selbstfürsorge und liebevolle Gedanken und Wünsche, die sich Trauernde selbst schenken, ebenso wie die Fürsorge den Trauernden gegenüber. Darüber hinaus wird *Metta* auf andere Hinterbliebene und sogar auf Menschen ausgeweitet, die am Prozess der Trauer beteiligt sind. Die Praxis besteht darin, einen weitreichenden Kreis von Mitgefühl zu schaffen, der nicht nur den Verstorbenen, sondern auch allen, die vom jeweiligen Tod betroffen sind, mit einschließt. Negative Emotionen wie Groll, Wut oder Schuld sollen sich dabei transformieren.

Punya wiederum ist ein Konzept, das nicht nur den Hinterbliebenen, sondern auch dem Verstorbenen dienen soll. Es ist mit dem Gedanken des Karmas verbunden. Die Idee hinter *Punya* in der Trauerverarbeitung ist, durch wohlwollende Handlungen und verdienstvolle Taten positive Energien zu erzeugen, die dem Verstorbenen auf seiner spirituellen Reise zugutekommen. Das kann verschiedene Formen annehmen, darunter Spenden für wohltätige Zwecke, Unterstützung von Bedürftigen, das Abhalten von Gebeten oder Ritualen sowie das Anbieten von Almosen. Angehörige können im Namen des Verstorbenen solche Handlungen vollbringen, um sein Wohlergehen im nachtodlichen Zustand zu fördern. Es ist ein Ausdruck von Liebe und Mitgefühl über den Tod hinaus und dient gleichzeitig der eigenen spirituellen Entwicklung, die in der Überwindung weltlicher Leiden und des Egos und der Befreiung vom *Samsara* münden soll.

Trauer im Christentum und agnostische Bestattungen

Rund die Hälfte aller Menschen in Deutschland sind heute immer noch – zumindest auf dem Papier – Christen. So waren nach Angaben der Forschungsgruppe Weltanschauungen in Deutschland *(fowid)* im Jahr 2020 51 Prozent der Bevölkerung von Deutschland Katholiken oder Protestanten. Weitere 40,7 Prozent bezeichneten sich als konfessionslos, 3,5 Prozent waren Muslime und 4,8 Prozent gehörten anderen Religionsgemeinschaften an. In einem Land mit christlich geprägter Vergangenheit und Kultur haben jedoch meiner Erfahrung nach ein Großteil der Bestattungszeremonien Merkmale christlicher Zeremonien und auch das gängige Bild von Bestattungen ist christlich geprägt. Dazu kommt natürlich die Tatsache, dass Verstorbene im Durchschnitt über 70 Jahre alt sind und die Anzahl der Menschen mit christlicher Konfession in dieser demografischen Gruppe weitaus höher ist als in den jüngeren Bevölkerungssegmenten

Eine christliche oder kirchliche Bestattung beinhaltet den Aufenthalt in einem Gotteshaus wie einer Kirche, Kapelle oder Trauerhalle und stellt für einen

Menschen ein weiteres Kapitel [2] seiner Eingliederung in die kirchliche Gemeinschaft dar, die mit der Taufe nach der Geburt begann. Sie beinhaltet in aller Regel einen Trauergottesdienst und damit das Auftreten eines Geistlichen, der den Dienst in einem Gotteshaus leitet und auch die letzten Worte spricht, wenn der Verstorbene zum Grab getragen wird. Dieser wird in seiner Ansprache höchstwahrscheinlich Bezug auf zentrale Elemente der christlichen Glaubenslehre nehmen, darunter die Rolle von Jesus als Erlöser der Menschen, der Glaube an Gott, seinen Willen und seine Barmherzigkeit, die Rolle der Bibel und ihrer Lehren als göttliche Offenbarung und zuletzt der Glaube, dass der Tod nicht das Ende ist: Durch das Opfer Jesu wurde dem Menschen die Möglichkeit der Auferstehung und das ewige Leben beschert. So die kirchliche Lehre. Je nach Kirchen- und Glaubensgemeinschaft können sich christliche Bestattungen in Abläufen, Ritualen und Symbolik unterscheiden – so ist es bei christlich-orthodoxen Bestattungen beispielsweise üblich, keine Musik zu spielen oder zu singen und den Verstorbenen im offenen Sarg zu verabschieden – wenngleich sich einige zentrale Elemente nahezu überall wiederfinden: Darunter die Symbolik des Kreuzes, das Lesen aus der Bibel, Gebete und Glaubensbekenntnisse

[2] Der Tod und die Bestattung ist der kirchlichen Lehre zufolge für einen Menschen nicht das letzte Kapitel in der kirchlichen Gemeinschaft, denn auch nach seinem Tod können ihm noch Rituale wie Messen gewidmet werden. Auch können Verstorbene von der Kirche selig- oder heiliggesprochen werden.

und Nutzung weiterer Objekte und Praktiken wie Weihwasser, das Kreuzzeichen, Choral- oder Instrumentalmusik und das Werfen von Erde zur Bekräftigung der Formel „Asche zu Asche, Staub zu Staub“.

Im Idealfall sollten die Planung und Ausgestaltung einer Trauerfeier mit Rücksicht auf die Wünsche des Verstorbenen und der nächsten Angehörigen, statt mit Rücksicht auf gesellschaftliche Normen oder anderer, weniger relevanter Faktoren durchgeführt werden. Zu diesen Wünschen gehört heute immer mehr auch eine gewisse Abwendung vom weit verbreiteten, christlichen Begräbnis. Sogenannte religionsfreie, säkulare, konfessionslose oder agnostische Bestattungen finden in den letzten Jahrzehnten in weiten Teilen der westlichen Welt, darunter auch Deutschland, immer häufiger Anwendung. Ein naheliegender Grund dafür sind Austritte von Menschen aus kirchlichen Glaubensgemeinschaften. So verließen in Deutschland nach Angaben der Tagesschau[3] allein im Jahr 2022 über 900.000 Menschen die katholischen (523.000) und evangelischen (380.000) Kirchen, so viele wie nie zuvor in der Geschichte der Bundesrepublik. Durch diesen anhaltenden Trend gab es in Deutschland im Jahr 2023 rund 17 Millionen weniger Kirchenmitglieder

[3] https://www.tagesschau.de/inland/kirche-austritte-100.html

als 1990[4] – ein Trend, der sich in Österreich und der Schweiz ebenso abzeichnet. Aber auch Menschen, die nicht aus der Kirche ausgetreten sind, können sich aus unterschiedlichen Gründen entscheiden, für sich eine religionsfreie Bestattung zu bestimmen. Der wichtigste Unterschied zur kirchlichen Bestattung, die wir uns gerade angeschaut haben, ist die Abwesenheit eines christlichen Würdenträgers. Stattdessen haben sich professionelle Trauerredner etabliert, die die Bestattungszeremonie leiten und die Ansprache halten.

Wer kirchliche Bestattungen kennt und zum ersten Mal einer religionsfreien Bestattung beiwohnt, wird zunächst von den leichten, aber feinen Unterschieden überrascht sein – statt sich vor dem Sarg respektive der Urne des Verstorbenen zu bekreuzigen, wird sich der Trauerredner vielleicht respektvoll verbeugen. Es wird generell keine Weihungen oder Gebete mit klaren religiösen Inhalten geben. Statt einer Totenmesse, in der darum gebetet wird, den Verstorbenen in Gottes Reich aufzunehmen, und aus der Bibel gelesen wird, wird es vielleicht eine Trauerrede ohne Bezug zu Gott, dem Himmel und dem Jenseits geben. Dafür wohl aber eine, die – wie auch die Rede eines Geistlichen – vom Leben des

---

[4] https://www.wiwo.de/politik/deutschland/kirchenaustritte-2023-immer-weniger-mitglieder-warum-austritte-erneut-auf-rekordhoch-sind/28423608.html

Verstorbenen erzählt, von seinen jungen und alten Tagen, seiner Ausbildung, seinem beruflichen und privaten Weg, seinen Vorlieben und Vorzügen und den wichtigsten Menschen, die dieses Leben geprägt haben und die ihrerseits durch den Verstorbenen geprägt wurden. Bei agnostischen Trauerreden ist weniger der Gedanke des Jenseits und die Rückkehr des "Schafes zu seiner Herde" im Mittelpunkt sondern das Konzept der Bedeutung des Lebens und des einzelnen, der lebte: Es geht um die Bindungen, die ein Mensch im Laufe seines Lebens mit anderen geschaffen hat und die große Lücke, die durch seinen Tod hinterlassen wird. Auch andere symbolische Elemente ähneln den Bestattungszeremonien der gängigen Wahrnehmung: Ein großes Foto des Verstorbenen aus glücklichen Zeiten, Kränze und Blumenschmuck, Trauerflor, Kerzen, dunkle und den Umständen angemessene Kleidung der Trauergäste, die Aufbahrung von Sarg oder Urne, Lieder, die Zusammenkunft und gegenseitig gespendeter Trost der Trauergemeinde und das gemeinsame Überführen von Urne oder Sarg zur letzten Ruhestätte ähneln den Bestattungszeremonien der gängigen Wahrnehmung. Letztendlich bietet eine religionsfreie Trauerfeier große Gestaltungsmöglichkeiten nach den individuellen Wünschen von Verstorbenem und Angehörigen. Beispielsweise können verschiedene Stationen eingerichtet werden, an denen sich Freunde und Verwandte aktiv verabschieden. Gedichte und Abschiedsworte können auf den Sarg geschrieben, lieb gewonnene Gegenstände in einem Rucksack mit auf die Reise gegeben, und Luftballons mit persönlichen

Wünschen aufgestiegen werden lassen - Und auch eine Beisetzung auf dem christlichen Friedhof ist in den allermeisten Fällen nach Austritt aus einer kirchlichen Glaubensgemeinschaft möglich.

Gestaltungsmöglichkeiten für die Trauerfeier

Für religiöse wie für nicht-religiöse Bestattungen gibt es erhebliche Möglichkeiten der individuellen Gestaltung, die jedoch durch die Bereitschaft von Bestattern, Veranstaltern und sonstigen Dienstleistern, Geistlichen, der Trauergemeinde und allen voran den nächsten Angehörigen abhängen – denn letztere kannten den Verstorbenen am besten und können so am besten Auskunft darüber geben, wie man ihm am passendsten ehren kann und seiner auf die beste Weise gedenkt.

Viele Menschen möchten ihre Trauer auf individuelle Weise ausdrücken und dem Verstorbenen ihre Liebe zeigen. Oft fühlen sie sich durch gesellschaftliche Konventionen in diesem Bemühen eingeschränkt und haben Schwierigkeiten, bei der Trauerfeier und ihrer Planung ihre eigenen Emotionen und Gedanken auszudrücken. Und doch bietet die Verabschiedung des geliebten Menschen im Rahmen einer Trauerfeier eine wichtige Chance, sein Leben zu ehren und ein letztes Mal Dank zu sagen. Ein wesentliches Mittel dafür stellt die Trauerrede dar. Es gibt Angehörige, die sich dafür entscheiden, selbst vor der Trauergemeinde das Wort zu ergreifen und – entweder gemeinsam oder mit einem anderen Angehörigen – über das Leben der Verstorbenen zu erzählen. Aber auch, wenn dieses Unterfangen, mit dem sich natürlich nicht jeder Angehörige wohlfühlt, nicht in Frage kommt, sollte die Trauerrede eine wichtige Rolle spielen. So sollte die Option, dem Geistlichen oder Trauerredner so viele Informationen über den Verstorbenen wie möglich weiterzugeben, wahrgenommen werden. Es besteht auch die Möglichkeit, die Struktur oder ganze Teile der Rede selbst zu verfassen, denn ein professioneller und seriöser Redner oder Geistlicher wird sich die Zeit nehmen, aus dem zur Verfügung gestellten Material eine angemessene Rede vorzubereiten. In jedem Fall sollte ein vorbereitendes Gespräch zwischen Angehörigen und Redner stattfinden, in dem Wünsche und Ideen gemeinsam, mit genügend Zeit und ohne Druck besprochen und ein Ablauf der Zeremonie festgelegt werden, mit dem die engsten Angehörigen zufrieden sind. Zuletzt dürfen neben oder nach einem professionellen Redner (sei es ein Geistlicher oder dezidierter Trauerredner) Angehörige mit einzelnen Beiträgen zu Wort kommen in denen sie Erinnerungen, Gefühle oder Anekdoten teilen.

Die Rede ist nicht der einzige Bestandteil, der individuelle Gestaltung ermöglicht. So kann auch die Wahl der gespielten Musik eine Erinnerung an den Verstorbenen und sein Leben darstellen. Eine der schönsten Erinnerungen, die ich mit

Bestattungszeremonien verbinde, stammt von der Beerdigung der Mutter eines guten Freundes von mir. Zeit ihres Lebens war sie ein begeisterter Jazz- und Bluesfan. In ihrer zweiten Lebenshälfte war sie Mitglied eines weibliches Jazzchors in ihrer Heimatstadt. Zu ihrer Beerdigung waren viele Mitglieder des Chores – jene, die mit ihr befreundet waren – anwesend, doch waren diese kaum über die Gestaltung der Zeremonie informiert, über die ihr Sohn nur wenig preisgab. Bescheid wussten nur jene, die eingeweiht waren: Ein kleines, fünfköpfiges Ensemble aus Musikern. Der Trauersaal war erfüllt von einer stillen Erwartung, als die Trauergäste ihre Plätze einnahmen. Ein sanftes Murmeln und das Rascheln von Papier begleiteten den Moment, bevor sich ein Hauch von Stille über die Anwesenden legte. In diesem Moment trat das kleine Ensemble vorsichtig auf die Bühne. Drei Trompeter und ein Posaunist nahmen ihre Positionen ein, ihre Instrumente glänzend im fahlen Licht, das durch die Fenster schien. Die Gäste, die zuvor in ihre Gedanken versunken waren, spürten, wie die Musik eine Brücke zu ihren Erinnerungen schlug. Es war "Moonlight Serenade" von Glenn Miller, eines der absoluten Lieblingsstücke der Verstorbenen. Ich erinnere mich noch genau an das Gefühl, das wohl alle Trauergäste an diesem Tag verspürt haben. Die Darbietung war anmutig, traurig und einfach unglaublich schön. Einige hatten die Augen geschlossen, während andere ihre Blicke auf das liebevoll geschmückte Bild der Verstorbenen richteten. Die Klänge schwebten über die Köpfe hinweg und fanden einen Weg in die Herzen der Anwesenden.

Doch auch andere Teile der Trauerfeier, darunter Redebeiträge, Schweigeminuten, das gemeinsame Singen von Liedern, ausgewählte Dekorationen und Aktivitäten können frei geplant werden. Aufgrund langjähriger Erfahrung kann das gewählte Bestattungsinstitut in dieser Hinsicht wertvolle Empfehlungen aussprechen und bei der Planung helfen.

Die Rolle des Kondolenzbuches

Kondolenz stammt vom lateinischen Wort *condolere* ab, das so viel wie "mit jemandem mitleiden" bedeutet, was die Rolle des Kondolenzbuches sehr gut beschreibt. Das Konzept der schriftlichen Form der Anteilnahme am Tod eines Angehörigen findet schon seit tausenden Jahren Anwendung, sei es in Form von privater Korrespondenz an direkte Angehörige eines Toten oder öffentlich publizierter Anteilnahme von Kaisern und Königen. Das Kondolenzbuch ist eine oftmals öffentliche, zumindest aber für Angehörige einsehbare Textsammlung, die für Einträge zur Trauer- und Beileidsbekundung zur Verfügung gestellt wird. Es kann auf klassische Weise in physischer Form eines offenen Buches in unterschiedlichen Phasen der Trauerzeremonie oder modern online auf einer Website oder Online-Plattform eingerichtet werden und erfüllt mehrere Funktionen: Als Ort, an dem Trauergäste ihre persönlichen Botschaften, Gedanken und Gebete für die

Hinterbliebenen hinterlassen können, ermöglicht es diesen Personen, ihre Anteilnahme auf eine einfühlsame Weise in schriftlicher Form auszudrücken. Zugleich schafft ein Kondolenzbuch eine bleibende Erinnerung an die Trauerfeier. Die Worte der Anteilnahme werden zu einer Sammlung von Erinnerungen, die den Hinterbliebenen später Trost spenden. Durch die Möglichkeiten der Digitalisierung ist eine solche Anteilnahme auch für jene Menschen möglich, die es aus unterschiedlichen Gründen nicht schaffen, selbst zur Trauerfeier zu kommen. Das Kondolenzbuch ist ein Instrument für das Gedenken und zugleich ein Ritual, und sollte aus meiner Perspektive bei keiner Trauerfeier fehlen.

Die Rolle von Gedenkseiten

Das, was digitale Kondolenzbücher für das Gedenken an Verstorbene tun, setzen dezidierte Gedenkseiten im Internet fort. Plattformen wie findagrave.com werden auch als virtuelle Friedhöfe bezeichnet und bieten Hinterbliebenen die Möglichkeit, Erinnerungen an Verstorbene mit Fotos und Informationen über deren Leben und Tod zu gestalten. Besucher können ihre Anteilnahme bekunden, Kondolenzen hinterlassen und virtuelle Kerzen im Gedenken an die Verstorbenen anzünden.

Die Rolle des Erinnerungsheftes

Ein weiteres, besonderes Element von Trauerzeremonien ist ein selbst gestaltetes, zur Vervielfältigung gedrucktes Erinnerungsheft. Dieses kann Gedanken, Gedichte und Fotos des Verstorbenen enthalten und den Trauergästen als Erinnerung mit nach Hause gegeben werden. Diese sorgfältige Auswahl ist ein weiteres, individuelles Trauer-Ritual, das den persönlichen Charakter des Verstorbenen respektiert und gleichzeitig die Hinterbliebenen tröstet.

Der Abschied am geöffneten Sarg

Ein Abschied am offenen Sarg ist in Deutschland – anders als etwa im angloamerikanischen Raum – nicht verbreitet, aber im Prinzip möglich. Experten des Bestattungswesens und der Praxis der sogenannten Leichenkonservierung *(Thanatopraxie)* spielen hierbei eine entscheidende Rolle, indem sie den Verstorbenen für die Trauerfeier vorbereiten und sicherstellen, dass das äußere Erscheinungsbild ansprechend ist. Die genauen rechtlichen Bestimmungen, die eingehalten werden müssen, um einen solchen Abschied zu möglichen, erfahren Sie von einem Bestattungsbetrieb.

Trauerfeiern für Kinder

Die Erfahrung von Trauerritualen und vor allem Bestattungen für Kinder verdient besondere Aufmerksamkeit, ist doch besondere Sensibilität und zugleich Verständnis für das Gefühlsleben dieser jungen Menschen gefordert, wenn diese von einem Verlust betroffen sind. Natürlich ist jedes Kind unterschiedlich, dennoch ist zu beachten, dass Kindern idealerweise weder zu viel noch zu wenig zugemutet werden sollte. Mit anderen Worten: Kinder sollten nicht grundsätzlich von Bestattungen ausgeschlossen werden – zum einen, weil Kinder widerstandsfähiger sind, als man oft annimmt, zum anderen, weil ihnen das Recht zugestanden werden sollte, sich von einem verstorbenen Menschen verabschieden zu dürfen.

Zugleich ist jedoch in jedem Fall darauf zu achten, Kinder nicht allein zu lassen und mit ihnen aufrichtig und einfühlsam zu sprechen. Sie sollten vor einer Trauerfeier und besser noch vor oder unmittelbar nach dem Tod eines Angehörigen erfahren, was geschehen ist und was der Tod eines Menschen zu bedeuten hat. Sie sollten erfahren, dass es in Ordnung ist, traurig zu sein oder Angst zu haben, dass der Tod oft tragisch ist und schmerzt, aber natürlicher Teil des Lebens ist und dass sie sich mit Fragen oder für Unterstützung jederzeit an ihre erwachsenen Bezugspersonen wenden können. Das gleiche gilt auch für die Trauerfeier, während den Kindern die Möglichkeit der Teilnahme, der Begleitung und des Rückzugs gewährt werden sollte.

Die Zusammenkunft mit den Trauergästen

Leichenschmaus und Trauerkaffee – dies sind geläufige Begriffe für Zusammentreffen bei Bestattungen, die nicht immer auf Zustimmung stoßen. Manch einer mag das gemeinsame Essen kurz nach einem Begräbnis mit tränenüberströmten Trauergästen vielleicht als unpassend erachten, vor allem, wenn es in Völlerei ausartet, ein anderer mag sich fragen, was es bringen soll, gemeinsam bei Kaffee und Kuchen zu verweilen, wo doch durch einen Tod eine so große Lücke aufgerissen wurde, dass es scheint, als könnte sie nichts und niemand schließen. Und doch erfüllen Zusammenkünfte auch vor und nach der Trauerfeier wichtige Funktionen, denn das gemeinsame Trauern und Austauschen leistet einen wesentlichen Beitrag zu gesunder Trauerbewältigung. Die Planung und Durchführung solcher Zusammenkünfte hängen von den örtlichen Gegebenheiten, den finanziellen und zeitlichen Ressourcen und nicht zuletzt den Beziehungen innerhalb der Trauergemeinde ab: Eine eng zusammengeschweißte, kleinere Gemeinde an Angehörigen bietet mehr Möglichkeiten für intensiven, heilsamen Zusammenhalt, während eine größere Gemeinde aus weniger vertrauten Personen die Planung einer Zusammenkunft erschwert. Und auch wenn der Tod zusammenschweißt, kann zwischen Menschen, die sich nicht verstehen, Streit und Zwietracht (wieder) entfacht werden, wenn diese im Zuge einer Trauerfeier zusammengebracht werden – selbst, wenn sie während der Feier selbst ihre Missstimmung zurückhalten können. Bei der Planung von Zusammenkünften ist generell zu beachten, auf die Wünsche und verfügbare Zeit der wichtigsten Angehörigen zu achten und diese nach Möglichkeit in die Planung einzubinden.

Im nächsten Kapitel werden wir uns ein weiteres wichtiges Element der Trauerverarbeitung ansehen: Die Rolle von Erinnerungen und Erinnerungsstücken.

Die Helfer und Wegbegleiter des Abschieds: Erinnerungsstücke

„Trauer ist ein Weg, um unsere Verbindung zu den Menschen zu ehren, die wir verloren haben." – Verfasser unbekannt

Das Festhalten an Erinnerungen

In den Momenten, die dem Leben eine tiefe Wunde zufügen, werden Erinnerungen zu kostbaren Begleitern. Sie sind wie ein unsichtbares Band, das die Vergangenheit mit der Gegenwart verbindet und Sie daran erinnert, dass die Liebe und die Momente, die Sie geteilt haben, einen bleibenden Einfluss auf Ihr Leben haben. Ihre Erinnerungen helfen Ihnen dabei, den Heilungsprozess zu durchleben. Sie sind wie lebendige Geschichten, die in Ihrem Herzen weiterleben. In den kleinen Dingen des Alltags, den vertrauten Gerüchen, den gemeinsamen Liedern und den geteilten Augenblicken können Sie die Präsenz des Verstorbenen weiterhin spüren.

Ich möchte Ihnen eine Geschichte über Klara und ihren Umgang mit Erinnerungen weitererzählen.

„In meiner Kindheit verstarb mein Großvater väterlicherseits. Bis zu seiner Krankheit spielte er eine bedeutende Rolle in meinem Leben. Gemeinsam mit meiner Großmutter war er immer für meine Schwester und mich da. Meine Großeltern kümmerten sich um uns, als meine Mutter wieder arbeitete. Meine Großmutter bereitete unser Lieblingsessen zu und mein Großvater half dabei, den perfekten Papierflieger zu basteln. Er erzählte uns auch viele lustige Geschichten über den Schabernack, den er als Junge getrieben hatte. Diese positiven Erinnerungen halfen mir allmählich, die Trauer in Nostalgie zu verwandeln. Denn ein Leben, dass in der Vergangenheit liegt, muss nicht nur traurig sein; es kann auch schön sein, wenn man lernt, die Vergangenheit zu schätzen.

Ein geliebter Mensch hinterlässt unauslöschliche Spuren in unserer Persönlichkeit, unserer Seele und unserem Umgang mit anderen. Das Bewusstwerden und die Dankbarkeit für diese prägenden Einflüsse haben mir auch Jahre nach dem Abschied von meinem Opa geholfen.

Mein Großvater vermochte es, selbst in den dunkelsten Zeiten Licht oder zumindest Humor zu finden. Seine liebevolle Art, das Züchten von Wellensittichen, das Pfeife rauchen und seine Leidenschaft als ehemaliger Konditor, haben mich tief beeinflusst. Frankfurter Kranz ist bis heute unsere hochgeschätzte Familientorte, auch wenn ich sie inzwischen seltener backe. Sie erinnert mich stets an ihn. Es mögen nur kleine Augenblicke sein, aber ich glaube fest daran, dass seine liebevolle Art und Freude am Geschichten erzählen mich schon damals geprägt haben. Seine ruhige Gelassenheit und sein Humor sind bleibende Erinnerungen, für die ich dankbar bin. Ich bin einfach froh, all diese Zeit mit ihm erlebt zu haben.

Das junge Alter, in dem ich seinen Verlust erfahren musste, hat sicherlich in vielerlei Hinsicht geholfen. Es gab Momente des Weinens, des Nichtverstehens, warum eine so bedeutende Person in meinem Leben fehlte, Momente der Wut, weil der Tod so unfair erschien. In dieser anfänglichen Trauerzeit können die positiven Erinnerungen oft noch nicht greifbar sein, da unsere Emotionen und der Schmerz die Führung übernehmen. Es ist in Ordnung, Zeit für Trauer, Tränen und Wut zu brauchen – all das gehört dazu. Dennoch ist es wichtig, dass wir nicht für immer in diesen Phasen verharren.

Heute ist die Erinnerung an meinen Opa nicht nur für mich, sondern auch für meine Oma eine Quelle des Trosts. Wenn ich sie besuche, schwelgen wir gerne in den Erzählungen der guten alten Zeiten. Es wird nie langweilig, ihre Geschichten zu hören, wie sie sich beim Tanzen kennengelernt haben, als meine Oma sich heimlich mit ihren Brüdern auf die Party um die Ecke geschlichen hat. Diese Erinnerungen sind für uns ein kostbares Geschenk, das wir tief in unseren Herzen tragen. Genauso wie die Momente, in denen mein Opa mit seinen Enkelkindern gespielt hat. Diese Verbindungen zwischen uns helfen, Dankbarkeit für diese wertvollen

Augenblicke zu empfinden. Sie haben uns damals geholfen, mit dem Verlust umzugehen und tragen heute dazu bei, dass wir wieder Hoffnung schöpfen können.

In meinem Fall versuche ich oft, mit der neugierigen und freudigen Sichtweise jenes Menschen, den wir so schmerzlich vermissen, in die Zukunft zu blicken. Die Erinnerungen dienen nicht nur als Trost, sondern inspirieren mich dazu, das Leben mit der gleichen Begeisterung und Liebe zu leben, die mein Opa immer verkörperte. So bleibt seine lebendige Präsenz auch in meinen zukünftigen Schritten stets spürbar".

Wie Erinnerungen können auch persönliche Gegenstände des Verstorbenen eine neue Bedeutung annehmen. Sie erinnern uns nicht nur an die Existenz der verstorbenen Personen, sondern auch an die Einzigartigkeit ihrer Persönlichkeit und die besonderen Momente, die wir gemeinsam geteilt haben. Durch den Erhalt und die Pflege dieser Stücke schaffen wir eine Kontinuität des Lebens, die über den Tod hinausreicht.

Erinnerungsstücke aufbewahren

In den ersten Phasen der Trauer sind Erinnerungen an den Verstorbenen oft schmerzhaft. Doch um den Verlust erträglicher zu gestalten, empfiehlt es sich, besondere Erinnerungsstücke dennoch aufzubewahren.

Die Schatzkiste

Eine Möglichkeit ist, eine „Schatzkiste" zu erstellen, die mit persönlichen Gegenständen wie dem Lieblingspullover, Fotos, Schmuck, einem Buch, einem Stift oder einem besonderen Halstuch gefüllt ist. Sie können alles hineinpacken, was Sie mit der verstorbenen Person verbinden. Diese Erinnerungsstücke bieten in den ersten schweren Zeiten nach einem Sterbefall die Möglichkeit, eine Art räumliche Nähe oder körperlichen Kontakt zu bewahren, aus denen Sie Kraft schöpfen können.

Bilder und Kerzen

Trauernde stellen häufig Bilder des Verstorbenen auf, um einen symbolischen Ansprechpartner zu haben. Sie zünden Kerzen an und halten inne, um ihre Trauer auszudrücken. Wählen Sie ein Bild, das Ihnen gefällt und den Verstorbenen so zeigt, wie Sie ihn am liebsten in Erinnerung behalten: Voller Leben, in seinen unverwechselbaren und einzigartigen Eigenschaften.

Eine Haarlocke

Wenn Sie den Wunsch haben, eine Haarlocke Ihres verstorbenen Angehörigen als Erinnerung zu behalten, können Sie dies dem Bestatter mitteilen. Für die Aufbewahrung bieten sich unter anderem Miniaturnen an, auch als Memoryurnen bekannt. In diesen können Sie nicht nur die Haarlocke, sondern auch andere Erinnerungsstücke wie Schmuck oder kleine persönliche Gegenstände bewahren.

Ein Gedenkkristall

Der Gedenkkristall ist eine besondere Möglichkeit, Bilder in ein wertvolles, dreidimensionales Objekt umzuwandeln, so dass der geliebte Mensch in einem gläsernen Körper plastisch erscheint. Hochwertiges Kristallglas wird dabei in verschiedenen Formen und Größen gestaltet und kann sogar individuelle Texte aufnehmen. Gedenkkristalle eignen sich zum Aufstellen für Zuhause, als Grab-Dekoration oder als Anhänger, der ständig getragen werden kann.

Ein Erinnerungsdiamant

Erinnerungsdiamanten bieten die Möglichkeit, die Trauer in Form eines unvergänglichen und persönlichen Symbols der Liebe zu bewahren. Der Diamant wird dann entweder in einer eleganten Diamantschatulle aus Holz mit Glasfenster aufbewahrt oder begleitet den oder die Trauernde als Teil eines edlen Schmuckstücks. Er enthält üblicherweise die Asche oder auch Haare des Verstorbenen, die mittels eines komplexen Verarbeitungsprozesses in einen künstlichen Diamanten mit kristalliner Form verwandelt werden.

Fingerprint

Die Einzigartigkeit eines Menschen zeigt sich besonders im Fingerabdruck. Durch ein speziell entwickeltes Verfahren wird dieser zu einem wertvollen Schmuckstück verarbeitet. Auf diese Weise kann man den Fingerabdruck als bleibende Erinnerung immer bei sich tragen.

In Ihrem Heilungsprozess werden Sie lernen, die Erinnerungen in das „neue“ Leben zu integrieren. Die Erinnerungsstücke und die Trauerrituale sind dabei von großer Bedeutung, denn sie helfen Ihnen, die liebevolle Verbindung aufrechtzuerhalten.

Im nächsten Schritt möchte ich Ihnen mehr über die weiteren Schritte der Heilung erzählen: Die Selbstfürsorge und die Trauerbewältigung.

Selbstfürsorge, Trauerbewältigung und Heilung

„Was man tief in seinem Herzen besitzt, kann man nicht durch den Tod verlieren.“ – Johann Wolfgang von Goethe

Wir haben uns bis jetzt ausführlich mit dem Tod von nahestehenden Menschen und dem Wesen der Trauer beschäftigt. Wir haben uns angesehen, was Verlust in einem Menschen auslöst, wie unterschiedlich Menschen trauern – und wie sie lernen, mit dem Verlust umzugehen, zunächst kurzfristig und dadurch naturgemäß behelfsmäßig, später ganzheitlich, umfassend und nachhaltig. Der Weg zu dieser tiefgreifenden Akzeptanz ist lang und schwer und mit Ungewissheit und Rückschlägen verbunden. Er lässt sich aber auf ein entscheidendes Grundkonzept herunter brechen, auf dessen Bestandteile wir in diesem Kapitel eingehen wollen: Ehrlichkeit und Akzeptanz, Selbstreflexion, Geduld, die Bereitschaft, Unterstützung anzunehmen und Selbstfürsorge.

Ehrlichkeit und Akzeptanz

Ehrlichkeit und Akzeptanz gehören zu den Grundpfeilern effektiver Trauerbewältigung und sind naturgemäß sehr persönliche Angelegenheiten. „Persönlich“ zum einen, weil sie sich auf Prozesse beziehen, die hauptsächlich mit der eigenen Psyche und emotionalen Wahrnehmung zu tun haben, zum anderen, weil persönliche Beziehungen im Vordergrund stehen – Beziehungen zu sich selbst, zum Verstorbenen, aber auch die Beziehung zur Realität. Vereinfacht lautet die Herausforderung, sich dem schweren Verlust, mit dem man konfrontiert wird, mit all seine Konsequenzen und verbundenen Gefühlen offen zu stellen und ihn letztendlich wahrhaftig zu akzeptieren. Das Prinzip der Ehrlichkeit sollte diesen Prozess von Anfang bis zum Ende begleiten: Wenn ein Verlust wehtut, verwirrt, Angst macht, zornig stimmt oder auch andere, unerwartete Gefühle mit sich bringt, sollte man sich das eingestehen – Gefühle sind in keinem Fall verwerflich, sondern haben ausnahmslos ihre Berechtigung. Erst, wenn man sich seinen Gefühlen und Verhaltensweisen ehrlich gestellt hat, kann man zum nächsten Schritt, der neuen Lebensausrichtung, übergehen.

Was zunächst machbar erscheint, kann zu einer schweren und lang anhaltenden Aufgabe werden. Viele Trauernde werden den erlebten Verlust als höchst ungerecht empfinden und sich fragen: Warum sollte man etwas Ungerechtes akzeptieren?

Wenn wir uns an die vier Trauerphasen aus dem zweiten Kapitel dieses Buches erinnern, werden wir feststellen, dass das Streben nach Akzeptanz bereits in der ersten Phase – der Verleugnung – beginnt und erst in der letzten Phase – der Akzeptanz und Neuorientierung – einen erfolgreichen Abschluss nimmt.

Selbstreflexion

Reflexion oder Selbstreflexion meint in der Psychologie grundsätzlich das Beobachten, Analysieren und Hinterfragen des eigenen Denkens, Fühlens und Handelns zur persönlichen Entwicklung und Problemlösung. Im Kontext der Trauerbewältigung bedeutet Selbstreflexion vor allem die tiefe Auseinandersetzung mit den eigenen Gefühlen und der eigenen Verarbeitung der durch den Verlust erzeugten Herausforderungen. Dies erfordert zunächst, diese erkennen und einordnen zu können, setzt sich mit der kritischen Betrachtung des eigenen Verhaltens fort und wird mit dem Erproben, Üben und Einprägen angepasster, gesunder und heilsamer Verhaltensweisen abgeschlossen.

Dementsprechend ist Reflexion mit Ehrlichkeit verbunden, denn nur mit Ehrlichkeit kann man sich der Frage stellen, welches Verhalten hilfreich ist und welches nicht. Welche Art Trauer und emotionale Beschäftigung mit einem Verlust kann heilen, und welche trägt letztendlich nur dazu dabei, dass man in der Vergangenheit verharrt, statt den erlebten Verlust wirklich zu verarbeiten? Zu welchem Zeitpunkt ist es noch zu früh, nach vorne zu blicken und wann ist es höchste Zeit? Über all diese und andere, ähnliche Fragen müssen Trauernde oft gründlich reflektieren. Selbstreflexion ist ein anspruchsvolles Unterfangen, das Trauernde nicht allein in Angriff nehmen sollten. Stattdessen ist es ratsam, den

Dialog mit vertrauten Menschen wie dem Partner, Familienmitgliedern und Freunden zu suchen – und nicht zuletzt mit professionellen Unterstützern wie Seelsorgern, Trauerberatern und Therapeuten.

Journaling

Journaling oder **Journaltherapie** ist eine wirkungsvolle Methode zur Selbstreflexion und entspricht im Prinzip dem Ratschlag, seine Gefühle und Gedanken während der Trauer aufzuschreiben. Diese Methode entfaltet die beste Wirkung, wenn man sie in regelmäßigen Intervallen durchführt.

Um die Methode anzuwenden, entscheiden Sie sich zunächst für eine bestimmte, regelmäßige Zeit – etwa jeden Tag vor dem Zubettgehen. Nehmen Sie sich entweder ein physisches Tagebuch (notfalls reicht auch ein gewöhnliches Schul- oder Notizheft) oder nutzen Sie Ihren Computer, Laptop oder Tablet und beginnen Sie zu schreiben. Sie dürfen alles aufschreiben, was Ihnen in den Sinn kommt – niemand außer Ihnen muss es lesen, und niemand wird darüber urteilen. Bemühen Sie sich, sich bestimmten Leitfragen zu widmen. Stellen Sie sich beispielsweise Fragen wie:

"Wie habe ich mich heute gefühlt?"

"Was hat mich heute besonders berührt?",

"Welche Herausforderungen habe ich gemeistert?" oder

"Welche Fortschritte habe ich in meinem Trauerprozess gemacht?".

Dies lenkt den Fokus auf spezifische Aspekte Ihrer Emotionen und ermöglicht eine tiefere Selbstreflexion. Es ist auch hilfreich, positive Erlebnisse und Dankbarkeit festzuhalten. Notieren Sie Momente, die Sie glücklich gemacht haben oder Dinge, für die Sie dankbar sind. Dies fördert eine positive Perspektive und trägt dazu bei, auch in schwierigen Zeiten Lichtblicke zu erkennen. Denken Sie daran, dass es keinen festen Rahmen für das Journaling gibt – es ist Ihre persönliche Reise der Selbstreflexion. Experimentieren Sie mit verschiedenen Schreibtechniken, wie freiem Schreiben, Listen oder Skizzen, um herauszufinden, was für Sie am besten funktioniert.

Geduld

Trauern kann ein langer Prozess sein und gerade das ist oft das Frustrierende dabei. Geduld ist in diesem Zusammenhang nicht nur eine wichtige Komponente für eine erfolgreiche Verarbeitung der zahlreichen aus dem Verlust entstandenen Gefühle, sondern bedeutet auch Selbstfürsorge – und ist letztendlich in Zusammenhang mit allen in diesem Kapitel genannten Konzepten und Methoden wichtig. Trauer ist ein komplexer emotionaler Prozess, der Zeit, Raum und emotionale Energie erfordert. Gewährt man sich diese Zeit nicht, und zwar in jeder Phase der Trauer und jeder Bemühung der Bewältigung, wird man von den vielen emotionalen, physischen und seelischen Eindrücken schnell überfordert. Geduld ist nicht nur erforderlich, um den schweren Verlust eines nahen Wesens zu verarbeiten und akzeptieren zu können, sondern sich auch auf die oft stark veränderten Lebensumstände einzustellen. Geduld erlaubt es, sich langsam an diese Veränderungen anzupassen, die oftmals das Beziehungsleben und das eigene Selbstverständnis betreffen. Das Konzept der Geduld offenbart auch das magische Potenzial von Zeit und Wandel, das eine wahrhaftige und dauerhafte Bewältigung des Verlustes möglich macht.

Selbstfürsorge

Ist die Akzeptanz das große Ziel, das am Ende der Trauerverarbeitung steht, so hat die Selbstfürsorge bereits vom ersten Tag an große Bedeutung und sollte uns in jeder Phase der Trauer ständig begleiten. Sie stellt den essenziellen Gegenpol zur emotionalen und seelischen Arbeit der Trauerbewältigung dar. Selbstfürsorge fußt auf dem Konzept der Selbstliebe, diese wiederum auf der Idee eines gesunden Selbstbildes: So wie man aufgerufen ist, anderen Menschen gegenüber respektvoll und achtsam aufzutreten, so sollte man auch mit sich selbst umgehen.

Es geht also darum, sich selbst die gleiche Liebe, Fürsorge und Aufmerksamkeit zu gönnen, die man normalerweise nahestehenden Menschen schenkt. Das gilt umso mehr in Zeiten der Not und Trauer, die uns ohnehin schon vor Belastungen stellen. Selbstfürsorge kann auf verschiedenste Weise betrieben werden – mit großen, anspruchsvollen Handlungen ebenso wie mit kleinsten Gesten im Alltag, gemeinsam mit anderen Menschen wie allein mit sich selbst, im Äußeren wie im Inneren. Auch dafür ist die Selbstreflexion ein wichtiges Mittel, um die eigenen Gefühle und Bedürfnisse wahrzunehmen. Erst dann ist es möglich, sich gegen zu viele Anforderungen, und Druck abzugrenzen, Ruhe und Entspannung zu priorisieren, Gewohnheiten zu etablieren, die die der eigenen physischen und emotionalen Gesundheit dienen.

Wie man Selbstfürsorge betreibt

Emotionale Gesundheit umfasst viele Komponenten, von denen wir an dieser Stelle nur einige wichtige ansehen werden: Zeit für sich selbst, soziale Kontakte und die Pflege sozialer Beziehungen, Selbstvertrauen.

Anschließend werden wir uns passenden Übungen zuwenden und uns anhand einiger Beispiele ansehen, wie Trauernde die Methoden und Rituale der Selbstfürsorge in ihr Leben integriert haben.

Soziale Kontakte sind wichtig für unser Wohlbefinden, insbesondere in Zeiten der Trauer. Menschen sind soziale Wesen und vor allem in belastenden Zeiten auf die Gemeinschaft angewiesen. Diese erfüllt eine Vielzahl von Bedürfnissen, sei es durch das Mitteilen von Erfahrungen, das Empfangen von Wertschätzung und Trost, oder das Austauschen von (gemeinsam) empfundenen Eindrücken, Gefühlen und Gedanken.

Die Pflege des **eigenen Selbstwertes und Selbstvertrauens** wiederum geschieht auf einer persönlichen, selbstbezogenen Ebene. Selbstvertrauen wächst durch Lebenserfahrung und die erfolgreiche Bewältigung von Herausforderungen wie schwierigen Lebensaufgaben, Krisen und auch negativen Gefühlen, die dabei entstehen. Hat man – stark vereinfacht gesagt – einmal eine tiefe Krise durchlebt und ist danach wieder zu Zufriedenheit und

Ruhe gekommen, schafft das ein Vertrauen darauf, dass vielleicht auch der nächste tiefe Umbruch, egal welcher Art, nicht das Ende aller Hoffnungen bedeutet. Lektionen aus früherer Krisen- oder Trauerbewältigung dienen als Wegweiser und schaffen Zuversicht: Dazu gehören nicht nur Methoden der Selbstfürsorge, sondern auch die erlernte Weisheit, dass Schmerzen und Niedergeschlagenheit manchmal dazugehören und ihren Platz haben dürfen.

Methoden und Rituale der emotionalen Selbstfürsorge lassen sich erlernen, Dazu zählen Strategien zum Abbau von Stress, das Pflegen gesunder Gewohnheiten und Verhaltensweisen, Techniken gezielter Entspannung und die Stärkung des Selbstvertrauens. Konkrete Projekte und Unternehmungen sind dabei ebenso hilfreich wie grundlegende Mindsets und Lebenseinstellungen.

Ein Ausflug in die Natur

Aufenthalte in der Natur offenbaren in Zeiten von Krisen und Trauer neue Perspektiven und entfalten heilende Wirkung auf Geist und Seele. Nehmen Sie sich regelmäßig Zeit für einen Spaziergang im Wald, im Park oder an jedem Ort, der Sie mit der Natur in Verbindung bringt, und konzentrieren Sie sich voll und ganz auf die Eindrücke, die Sie dabei wahrnehmen. Das muss kein ganzer Tagesausflug sein. Oft genügt schon eine kurze, gezielte Reise in eine Welt, in der Sie Vögel, Insekten, das Vorbeiziehen der Wolken, die Bewegung der Grashalme, die Töne des

Windes oder das Fließen von Wasser in sich aufnehmen. Wenn Sie wollen, setzen oder legen Sie sich irgendwo hin – sei es auf dem Boden oder eine Bank – und halten Sie so lange inne, wie Sie wollen. Wenn Sie zu innerer Ruhe finden, ist das wunderbar. Wenn Sie sich trotzdem unruhig oder traurig fühlen, ist das auch in Ordnung. Versuchen Sie es einfach am nächsten Tag erneut.

Bedürfnisse erkennen und respektieren

Vielleicht sind Ausflüge in die Natur auch so gar nicht Ihre Sache. Das ist völlig in Ordnung, denn im Grunde geht es bei emotionaler Selbstfürsorge um das Achten und Stillen der individuellen emotionalen Bedürfnisse. Das Ziel, das vor allem in Zeiten der Trauer nicht zu kurz kommen sollte, ist Entspannung und emotionale Befriedigung. Versuchen Sie, sich auf die glücklichen Zeiten Ihrer Vergangenheit zu besinnen – das kann Ihr schönster Urlaub gewesen sein, die gemütlichen Abende zuhause mit Ihrer Familie, das Feiern mit Freunden, aber auch eine augenscheinlich banale Aktivität wie das Sehen einer trashigen Doku-Soap im Nachmittagsfernsehen, oder ein ganzer Tag in einer Wellness-Einrichtung mit Massage. Denken Sie daran, wie Sie sich gefühlt haben und überlegen Sie sich, welche dieser Gefühle Sie gerne wieder erleben würden. Wenn Ihnen der Sinn nach „Nichtstun“ ist, tun Sie nichts! Wenn Ihnen der Sinn nach banaler Unterhaltung ist, gönnen Sie sich banale Unterhaltung – und lernen Sie, dazu zu stehen! Wenn sie eine Runde laufen oder schwimmen gehen wollen, tun Sie das. Wenn Sie ausgehen wollen, tun Sie das – egal ob allein oder mit Freunden. Es gibt kein richtig oder falsch, solange Sie den Blick auf andere wesentliche Teile des Lebens nicht verlieren.

Bildung und Horizonterweiterung

Susan Wallace, Professorin für Erziehungswissenschaft, betont in ihrem Buch *„Teaching, Tutoring and Training in the Lifelong Learning Sector“*, dass lebenslanges Lernen nicht nur persönliche Erfüllung bringt, sondern auch ein effektiver Mechanismus zur Stressbewältigung ist. Zudem steigert es das Selbstwertgefühl. Hierbei ist es nicht notwendig, sich für ein Zweitstudium einzuschreiben oder eine zusätzliche berufliche Qualifikation anzustreben – denn Bildung ist weit mehr als Lernen für Prüfungen und Zertifikate. Immer entfaltet sich das unglaublich mächtige Potenzial der Horizonterweiterung. Mit anderen Worten: Bildung und neue Erfahrungen bieten nicht nur die Möglichkeit, sich mehr Fähigkeiten und Wissen anzueignen, sondern etwas vorher völlig Unbekanntes in sich selbst zu entdecken und die Welt mit anderen Augen zu sehen.

Bestimmt gibt es irgendein Thema, über das Sie in ihrem Leben schon öfter nachgedacht haben, oder eine Tätigkeit, die Sie schon seit Langem lockt. Die Zeit des Verlustes stellt sich oftmals auch als eine

Zeit des Wandels heraus, schon allein durch die damit verbundenen Umwälzungen. Wenn Sie immer schon eine neue Sprache lernen wollten, den Tanzkurs machen wollten, über den Sie seit Jahren nachdenken, töpfern oder ein fernes Land besuchen wollten, müssen Sie damit natürlich nicht warten, bis Sie jemanden verloren haben, der Ihnen nahesteht. Der emotionalen Gesundheit kann die tatsächliche Erfüllung eines solchen Vorhabens in einer Verlust-Situation aber nur guttun.

Grenzen setzen und nein sagen

Emotionale Selbstfürsorge findet auch auf einer zwischenmenschlichen Ebene statt. Anderen Menschen Grenzen zu setzen, kann in allen erdenklichen Lebenslagen wichtig und notwendig werden und das gilt mitunter besonders in Zeiten der Trauer. Das liegt nicht unbedingt daran, dass Mitmenschen während der Zeit der Trauer aufdringlicher oder aggressiver werden. Soziale Gefüge werden nach dem Tod eines Menschen oft durcheinander geworfen, was sich auch auf das Verhalten der Mitmenschen auswirkt. Vielmehr sind Menschen nach einem schweren Verlust oft weniger belastbar gegenüber verletzendem, rücksichtslosem, missachtendem oder manipulativem Verhalten anderer.

Ebenso kommt es gut und gerne vor, dass Dinge, die Sie zuvor gerne oder zumindest problemlos meisterten, nun belastend sind. Vorher mag vieles anders gewesen sein: Manch eine Stichelei von einem Mitglied des Freundeskreises oder von einem Arbeitskollegen, manch ein Verwandter, der gerne zu viel redet – und meist über Dinge, die Sie überhaupt nicht interessieren – mag für Sie vorher kein Thema gewesen sein. Sie konnten darüber lachen und es nach fünf Minuten vergessen. Auf einmal jedoch kann ein einziges dieser Ereignisse reichen, um Sie in Tränen ausbrechen zu lassen oder Sie zumindest viele Nerven kosten.

Es erfordert oft großen Mut, Nein zu sagen und möglicherweise dabei zu befürchten, andere vor den Kopf zu stoßen, vor allem, wenn man es nicht gewohnt ist. Doch klare Grenzen zu setzen ist sowohl sich selbst als auch anderen Menschen gegenüber ein Zeichen des Respekts. Man signalisiert so offen und transparent, welches Verhalten man nicht akzeptiert – statt es unausgesprochen zu dulden und es den Mitmenschen vielleicht später vorzuhalten. Nein-Sagen und Abgrenzen ermöglicht, den Raum und die Ruhe zu finden, die für den Trauerprozess benötigt werden und trägt somit zu einem gesunden Umgang mit der eigenen Trauer bei.

Übung, um „nein“ sagen zu lernen:

In schweren Zeiten der Trauer ist es wichtig, sich bewusst zu machen, dass jeder Mensch seine individuellen Bedürfnisse und Ängste hat und dementsprechend auch ganz persönliche Grenzen setzt. In dieser Phase ist es entscheidend, herauszufinden, wo genau Ihre eigenen Grenzen verlaufen.

Denken Sie an eine negative Erinnerung, in der jemand etwas getan hat, das Sie überhaupt nicht wollten? Wann haben Sie vielleicht „ja“ gesagt, obwohl Sie „nein“ meinten? Warum war es schwer, in dieser Situation „nein“ zu sagen? Schreiben Sie sich die Gründe auf, die Ihnen einfallen und reflektieren Sie – versuchen Sie, sich zu überlegen, welche Gründe es gibt, „nein“ zu sagen und welche es gibt, zu schweigen. Versuchen Sie sich danach vorzustellen, wie es wäre, wenn sie in der damaligen Situation „nein“ gesagt hätten. Sprechen Sie das Wort laut aus. Üben Sie es weiter, bis Sie so weit sind, es im realen Leben auszuprobieren.

Körperliche Gesundheit

Die Achtung vor dem eigenen Körper ist nicht nur für sich gesehen eine wichtige Aufgabe, sie spielt auch für die emotionale Gesundheit eine entscheidende Rolle. Bereits die alten Griechen wussten um die gesundheitliche Wechselwirkung zwischen Geist und Körper und heute wird dieses Prinzip sowohl von konservativen als auch modernen Schulen der Medizin, Psychologie und Neurologie anerkannt, wenngleich über die Art und Intensität der Beziehung keine absolute Einigkeit herrscht: Die konventionelle Schulmedizin geht generell von einseitigen Wirkungen aus (das heißt, emotionales Unbehagen kann psychosomatisch auf den Körper wirken, oder körperliche Beschwerden wirken sich negativ auf das emotionale Befinden aus) während neuere

Forschungen aus der Psychoneuroimmunologie von ständigen, dynamischen Wechselwirkungen beider Systeme ausgehen. In jedem Fall lässt sich feststellen, dass eine Verbindung herrscht. Trauernde sollten lernen, neben der emotionalen und geistigen Ebene auch auf die Stimme ihres Körpers und seine Bedürfnisse zu hören.

Unser Körper kann für uns sowohl Signalvermittler als auch sein eigener "Signalgeber" sein. Fühlen wir aufgrund persönlicher Krisen Stress, kann sich der Körper mit Schmerzen melden. Zugleich teilt es uns unser Körper mit, wenn wir aufgrund jener persönlichen Krisen zu wenig auf ihn achten – allen voran mit körperlicher Bewegung, gesunder Ernährung und ausreichend Schlaf. Unwohlsein wandelt sich mit der Zeit um in Beschwerden und Schmerzen und führt möglicherweise bis hin zu ernsten Erkrankungen. Damit das nicht passiert, ist regelmäßige körperliche Betätigung ebenso wichtig wie die richtige Ernährungsweise und ausreichend Ruhe. Für die Verbesserung der Schlafqualität, die nach traumatischen Ereignissen und Krisen oftmals gestört ist, gibt es eine Reihe von Methoden, zu denen auch die im Folgenden beschriebenen Atem-, Entspannungs- und Achtsamkeitsübungen gehören. Wenn Sie unter Schlafproblemen leiden, sollten Sie dies einem Arzt oder Psychologen mitteilen.

Körperübungen zur produktiven Trauerbewältigung

Im Folgenden gehen wir auf einige Übungen ein, die ursprünglich aus der Schule der Achtsamkeitspraxis stammen. Diese hat ihren Ursprung in buddhistischen Traditionen und wurde auch in westliche psychotherapeutische Ansätze integriert. Ein wesentliches Element dieser Schule ist die bewusste Atmung und die Konzentration auf den gegenwärtigen Moment. Durch bewusste Achtsamkeit können Emotionen reguliert und Stress abgebaut werden. Dies ist eine Möglichkeit zur kurzfristigen Beruhigung und emotionalen Erdung, die auch in der langfristigen Trauerbewältigung hilfreich ist.

Übung 1: Die Schneeflocke

Vielleicht geht es Ihnen gerade nicht gut und die Gedanken an die Zeit vor Ihrem Verlust schmerzen so sehr, dass Sie glauben, nicht mehr atmen zu können. Nehmen Sie einen langen Atemzug und suchen Sie sich eine bequeme Stelle zum Hinlegen – am besten auf einer Yogamatte auf dem Boden. Legen Sie sich ruhig auf den Rücken und schließen die Augen. Lassen Sie die Situation einen Moment auf sich wirken, dann versuchen Sie sich vorzustellen, Sie wären eine Schneeflocke an einem stürmischen und verschneiten Wintertag. Plötzlich packt sie ein Windzug, der Sie in die Höhe hebt. Sanft tanzen Sie durch die Luft.

- Schließen Sie Ihre Augen und atmen Sie tief ein und wieder aus.
- Zählen Sie beim Atmen langsam bis zehn und halten Sie dann einen Moment inne. Stellen Sie sich vor, wohin Sie gerade fliegen. Vielleicht hören Sie den Wind pfeifen, vielleicht spüren Sie die kalte Brise eines Dezembertages.
- Nun zählen Sie langsam von zehn bis null, während Sie weiterhin sanft ein und ausatmen.
- Halten Sie erneut inne und konzentrieren sich dabei nur auf den Moment. Versuchen Sie, zu spüren, wie schwer oder leicht sich Ihr Körper gerade anfühlt.
- Sie können die Übung so lange fortführen, wie Sie wollen.
- Wenn Sie aufhören möchten, nehmen Sie noch einen Atemzug und öffnen Sie die Augen. Stehen Sie schließlich ruhig auf.

Übung 2: Tief in meinem Herzen

Manchmal sind wir mit so vielen Dingen beschäftigt, dass weder unser Körper noch unser Gehirn zur Ruhe kommen. In Zeiten der Trauer ist das oft der Fall. Sie denken nicht nur daran, wie Sie den oder die Verstorbene vermissen, sondern fragen sich auch, wie es weitergehen wird. Es gibt wahrscheinlich noch hunderte anderer Gedanken, die Ihnen unentwegt durch den Kopf schießen. Das kann dazu führen, dass das Einschlafen unmöglich scheint. Es gibt eine Übung, die Sie kurz vor dem Zubettgehen anwenden können. Machen Sie sich für das Bett zurecht und beginnen Sie wie folgt.

- Stellen Sie sich aufrecht hin und machen Sie sich dabei so groß wie möglich. Strecken Sie sich aus, aber nicht so stark, dass es wehtut.
- Schließen Sie Ihre Augen. Versuchen Sie, Ihre Gedanken zu beruhigen.
- Atmen Sie tief ein und wieder aus. Achten Sie darauf, es gleichmäßig und langsam zu tun. Sie sollten sich so viel Zeit nehmen wie nötig. Vielleicht rasen Ihre Gedanken immer noch. Das ist in Ordnung, aber versuchen Sie, Ihren Kopf zu leeren. Konzentrieren Sie sich auf die Luft, die durch Ihre Nase ein- und ausströmt.
- Lassen Sie Ihre Hände entspannt hängen. Formen Sie nun eine Hand zu einer sanften Faust und öffnen diese leicht, damit ein Loch zwischen Fingern und Handfläche entsteht.
- Setzen Sie diese Hand an Ihren Mund und pusten Sie hinein, als wollen Sie einen Ballon mit Luft füllen.
- Stellen Sie sich dabei vor, dass Sie all Ihre Gedanken in den Ballon pusten. Sie können so viele Gedanken hineinpusten, wie Sie möchten. Der Ballon wird nicht platzen.
- Binden Sie den imaginären Ballon am Ende zu – am besten mit Ihrer anderen Hand – und lassen ihn los. Halten Sie Ihre Augen weiter

geschlossen und stellen Sie sich vor, wie er in die Luft steigt, das Haus verlässt und gen Himmel gleitet.

- Stellen Sie sich nun vor, wie Ihre Gedanken Ihren Kopf verlassen haben. Keine Sorge – sie sind nicht weg: Wenn Sie sich zu einer späteren Zeit wieder mit ihnen beschäftigen wollen, können Sie den Ballon einfach gedanklich zurückholen und genau den Gedanken heraussuchen, den Sie benötigen. Dafür ziehen Sie einfach einem imaginären, magischen Band und der Ballon wird zurückkommen.

Übung 3: Lieber Körper

Wer die Konzentration auf seinen Körper lenkt, wird ihn besser wahrnehmen können. Das ist wichtig, da unser Körper ein Teil unseres Seins ist. Sich dem eigenen Körper verbunden zu fühlen, ist von großer Wichtigkeit für eine gesunde Emotionsregulierung, die Pflege der Achtsamkeit und des Selbstmitgefühls. Die Übung „Lieber Körper" funktioniert wie folgt:

- Suchen Sie sich einen ruhigen Platz – vielleicht die Stelle in Ihrem Zuhause, an der Sie sich am wohlsten fühlen – und setzen Sie sich bequem hin. Idealerweise auf eine Couch, den Boden oder einen bequemen Stuhl. Die Sitzhaltung sollte für Sie bequem und entspannt sein.

- Schließen Sie Ihre Augen und zählen Sie gedanklich langsam bis zehn. Ihre Atmung sollte sich langsam beruhigen.
- Wenn es nötig ist, konzentrieren Sie sich weiter auf Ihre Atmung, bis sich diese und Ihr Herzschlag verlangsamt haben.
- Lenken Sie Ihre Aufmerksamkeit nun komplett auf Ihre Füße und konzentrieren Sie sich darauf, was Ihre Füße wahrnehmen.
- Beugen Sie sich sanft nach vorn und berühren Ihre Zehenspitzen mit den Fingern. Sagen Sie ihnen „Hallo". Versuchen Sie dabei, bewusst wahrzunehmen, wie oft und wie lange Ihnen Ihre Füße im Leben schon nützlich waren.
- Wiederholen Sie den letzten Schritt mit weiteren Körperteilen, wie Knie, Arme, Hals, Gesicht, Ohren.
- Setzen Sie die Übung so lange fort, wie Sie möchten.

Übung 4: Das bewusste Atmen durch die Nase.

Diese Entspannungsübung wurde bereits in den vorherigen Übungen angesprochen und ist auch als alleinige Übung nützlich, da sie äußerst effektiv zur Beruhigung und Emotionsregulierung ist. Sie wird auch als Meditationstechnik angewandt.

- Suchen Sie sich einen ruhigen Platz und setzen Sie sich bequem hin. Dann schließen Sie die Augen.
- Atmen Sie dreimal durch die Nase ein und durch den Mund wieder aus. Konzentrieren Sie sich dabei auf Ihre Atmung. Stellen Sie sich vor, wie die Luft an Ihrer Nase entlang strömt und ein- und ausgeatmet wird. Das Ziel dabei ist, nichts oder möglichst wenig zu denken.
- Wenn es nötig ist, zählen Sie beim Einatmen mit jedem Atemzug bis vier und beim Ausatmen bis acht. Das Ziel dabei ist, langsam und gleichmäßig zu atmen.
- Das Ganze sollte mindestens fünf Minuten dauern. Wenn es Ihnen hilft, können Sie sich einen Wecker stellen, um zu wissen, wenn die Zeit abgelaufen ist.

Übung 5: Die Sinne erleben

Auch hierbei handelt es sich ursprünglich um eine Meditationsübung, die zur Entspannung und Beruhigung hilfreich ist. Sie bietet sich für eine Anwendung am Abend, kurz vor dem Schlafengehen an.

- Begeben Sie sich in eine bequeme Stellung, idealerweise im Sitzen.
- Konzentrieren Sie sich 30 Sekunden lang auf das Sehen. Richten Sie Ihre Augen auf einen

bestimmten Punkt, der nicht zu nahe und nicht zu weit entfernt ist. Versuchen Sie, nicht auf Ihre anderen Sinneswahrnehmungen zu achten und nicht zu denken. Richten Sie Ihre gesamte Aufmerksamkeit auf das Objekt, das Sie sehen.

- Machen Sie eine kurze Pause und versuchen auch dabei an nichts zu denken. Konzentrieren Sie sich, wenn nötig, auf Ihre Atmung.
- Konzentrieren Sie sich 30 Sekunden lang auf das Hören. Versuchen Sie, sich ausschließlich auf Ihre auditive Wahrnehmung zu konzentrieren. Wenn Sie ein Geräusch hören, versuchen Sie nicht, über dessen Ursprung nachzudenken, sondern lediglich, wie sich das Geräusch für Sie anhört. Dies kann durchaus eine Herausforderung sein, aber bemühen Sie sich trotzdem. Wenn es Ihnen nicht gelingt, verzeihen Sie sich dafür und versuchen es weiter.
- Machen Sie wieder eine kurze Pause und versuchen Sie, an nichts zu denken. Konzentrieren Sie sich, wenn nötig, auf Ihre Atmung.
- Konzentrieren Sie sich 30 Sekunden lang auf das Riechen. Achten Sie darauf, was Sie alles mit Ihrer Nase wahrnehmen können.
- Machen Sie wieder eine kurze Pause und versuchen Sie, an nichts zu denken. Konzentrieren Sie sich, wenn nötig, auf Ihre Atmung.
- Konzentrieren Sie sich 30 Sekunden lang auf das Tasten. Strecken Sie dazu Ihre Hände aus und bewegen Sie sie sanft am Boden. Sie können sie

auch über den Boden entlang gleiten lassen. Richten Sie Ihre Aufmerksamkeit dabei ganz auf das so entstehende Gefühl und auf das, was Sie mit den Händen und Fingern wahrnehmen können.

- Machen Sie wieder eine kurze Pause und versuchen Sie, an nichts zu denken. Konzentrieren Sie sich, wenn nötig, auf Ihre Atmung.
- Konzentrieren Sie sich 30 Sekunden lang auf das Schmecken. Dazu müssen Sie nichts essen oder in den Mund nehmen, es reicht, wenn Sie Ihre Aufmerksamkeit auf die Wahrnehmung Ihrer Zunge und Ihren Mund richten und versuchen, sich auf die Wahrnehmung dieser Organe zu konzentrieren.
- Machen Sie wieder eine kurze Pause und versuchen Sie, an nichts zu denken. Konzentrieren Sie sich, wenn nötig, auf Ihre Atmung.
- Wenn Sie sich entspannt und sicher fühlen, können Sie aufhören. Wenn Ihnen die Übung gefallen hat, können Sie sie auch noch einmal von Anfang an beginnen.

Übung 6: Die 4-7-8 Atemübung

Diese einfache Übung ist darauf ausgerichtet, das Nervensystem zu beruhigen und Entspannung zu fördern. Sie können Sie praktisch jederzeit und an jedem Ort anwenden, sofern Sie nur ein paar Minuten für sich selbst haben.

- Atmen Sie ruhig und langsam durch die Nase ein. Zählen Sie dabei langsam bis vier.
- Halten Sie den Atem an und zählen Sie langsam bis sieben.
- Danach atmen Sie ruhig wieder aus. Zählen Sie dabei bis acht.
- Wiederholen Sie diesen Zyklus viermal.
- Das längere Ausatmen hilft, das sympathische Nervensystem zu beruhigen und Entspannung zu fördern.
- Praktizieren Sie diese Übung regelmäßig, um ihre volle Wirkung zu entfalten.

Die Bereitschaft, Unterstützung anzunehmen

Die Erkenntnis, dass man die zahlreichen und scheinbar unüberwindbaren Herausforderungen nach einem großen Verlust vielleicht nicht völlig allein bewältigen muss, ist ein guter und wichtiger Schritt hin zu einer effektiven Trauerbewältigung. Viele Menschen verspüren beim Gedanken, solche Unterstützung zu suchen, einen Widerstand, der auf ein Gefühl des Stolzes und falsch verstandener Verantwortung zurückgeht. Der Gedanke *"Es ist mein Angehöriger, der verstorben ist, also muss ich das allein packen", ist* eine Ursache für diesen Widerstand.

Unwissen über Trauerbewältigung oder auch Angst vor Bloßstellung oder der Konfrontation mit dem Verlust sind weitere Gründe. Neben Unterstützung durch Menschen im eigenen privaten Umfeld – Partner, Freunde, Verwandte, Vertraute – ist es in vielen Fällen ratsam, sich an Therapeuten, Seelsorger, Psychologen oder Trauerberater zu wenden. Im folgenden Kapitel gehen wir im Detail auf die professionelle Trauerunterstützung ein.

Professionelle Hilfe und Ressourcen und Unterstützung für Trauernde

„Der Tod ist ein Horizont, und ein Horizont ist nichts anderes als die Grenze unseres Sehens.“ – R.W. Emerson

Die Verarbeitung des Verlustes eines geliebten Menschen ist eine äußert herausfordernde Erfahrung. Wie bereits im vorangegangenen Kapitel erwähnt, ist die Bereitschaft, Unterstützung anzunehmen, ein wichtiger Teil des Heilungsprozesses. Menschen sind Einzelwesen und soziale Wesen zugleich, deswegen neigen wir auch dazu, die Hilfe von anderen zu suchen. Das ist gut so, denn diese Unterstützung ist wertvoll und kann uns in unserem Trauerprozess in wesentlicher Weise helfen.

In diesem Kapitel möchte ich Ihnen einen Überblick über verschiedene Formen der Unterstützung geben. Im Laufe Ihres Heilungsprozesses finden Sie vermutlich heraus, welche Art der Unterstützung Sie bevorzugen, oder Sie kommen eines Tages zur Erkenntnis, dass sie komplett neue Ressourcen benötigen. Solche Änderungen sind vollkommen in Ordnung und Sie werden mit der Zeit lernen, Ihre Bedürfnisse besser zu erkennen und Ihre Suche nach Hilfe entsprechend anzupassen. Trauer ist vielschichtig und durch professionelle Hilfe stellen Sie sicher, dass Sie alle Phasen dieses Prozesses abdecken.

Eine Trauerberatung respektive Trauerbegleitung bietet Ihnen einen geschützten Raum, in dem Sie Ihre Gefühle ausdrücken können, ohne Angst zu haben, mit Vorurteilen oder Wertungen konfrontiert zu sein. Eine Trauerberatung ist ein Sammelbegriff für verschiedene Formen der psychosozialen Unterstützung. Es stehen professionelle Dienste für Einzelberatungen, aber auch zum Austausch in einer Gruppe zur Verfügung. Diese Dienste werden sowohl von Fachkräften als auch von Freiwilligen angeboten. Alle Helfer werden von Fachleuten sorgfältig ausgewählt, geschult und begleitet. Zudem gibt es Selbsthilfegruppen, in denen Hinterbliebene einander unterstützen.

Die Ziele der Trauerberatung

Eine Trauerberatung kann mehrere Ziele verfolgen, die Sie in einem persönlichen Gespräch mit einem Trauerberater festlegen können. Ihre Ziele dürfen sehr allgemein definiert sein, wie zum Beispiel die erfolgreiche Verarbeitung von Trauer oder ein Aufbau von Bewältigungsstrategien. Eine vertrauensvolle Beziehung zu Ihrem Trauerberater hilft Ihnen dabei, ihre Bedürfnisse anzuerkennen und diese in die Schritte des Heilungsprozesses umzuwandeln.

Der amerikanische Autor und Trauerforscher William J. Worden formulierte in seinem Werk *„Beratung und Therapie in Trauerfällen"* vier spezifische Traueraufgaben. Die Traueraufgaben zu bearbeiten, soll den Trauernden helfen, ihre Erfahrungen zu verarbeiten und (wieder) Hoffnung zu schöpfen. Es ist möglich, die Ziele der Trauerberatung auf die vier Traueraufgaben auszurichten. Sehen wir sie uns an.

Traueraufgabe 1: Die Realität des Verlustes verstärken:

Ziel 1: Die Beratung soll dem Trauernden helfen, die Realität des Verlustes zu akzeptieren und zu verinnerlichen. Dies beinhaltet die bewusste Auseinandersetzung mit der endgültigen Abwesenheit des Verstorbenen.

Traueraufgabe 2: Unterstützen Sie den Beratenen dabei, sich seiner laut geäußerten wie auch verschwiegenen Affekte anzunehmen

Ziel 2: Die Trauerberatung unterstützt dabei, sowohl offen geäußerte als auch verborgene Emotionen zu bewältigen. Dies wird durch den konstruktiven Umgang mit Trauer, Schmerz, Wut und anderen Gefühlen, die im Trauerprozess auftreten können, bewerkstelligt.

Traueraufgabe 3: Unterstützen Sie den Beratenen bei der Neuanpassung und den Hürden, die sich dabei auftun

Ziel 3: Ziel ist es, dem Trauernden zu helfen, die Herausforderungen zu bewältigen, die sich auf dem Weg zur Neuanpassung nach dem Verlust ergeben können. Dies kann die Überwindung von Ängsten, Unsicherheiten oder praktischen Hindernissen im Alltag beinhalten.

Traueraufgabe 4: Spornen Sie den Beratenen dazu an, sich vom Verstorbenen zu emanzipieren und seine frei werdenden Energien auf neue Weise einzusetzen.

Ziel 4: Die Trauerberatung fördert eine gesunde emotionale Ablösung vom Verstorbenen, ohne den Wert der Erinnerung zu mindern. Gleichzeitig wird dazu ermutigt, die freigesetzte emotionale Energie in neue Beziehungen und Lebensaspekte zu integrieren.

Die verschiedenen Ansätze zur Behandlung von Trauer

Trauer ist eine natürliche Reaktion auf einen Tod. Auch wenn bei Ihnen komplizierte und oft unangenehme Reaktionen wie zum Beispiel Wut, Angst oder Unglauben auftreten, ist diese Erfahrung zutiefst menschlich und gesund. Dennoch ist es wichtig und hilfreich, über diese Emotionen mit Spezialisten zu reden. Erfahrene Ärzte und Therapeuten können Ihnen vor allem in Situationen helfen, in denen sich eine ungesunde, eine pathologische Trauerreaktion entwickelt, die zum Beispiel Züge einer Depression, einer Anpassungsstörung oder Posttraumatischen Belastungsstörung trägt. Ihre Berater sind auch dafür da, Ihnen bei der Frage zu helfen, was pathologisch (das heißt, nach medizinischem Verständnis ungesund) ist und was nicht.

Eine weitere mögliche Komplikation ist die anhaltende Trauerstörung, die in der ICD-11[5] als eine eigenständige Diagnose aufgenommen wurde. Wir haben uns zu Beginn des Buches schon kurz damit beschäftigt. Wir wissen bereits, dass damit eine Form des Trauerns gemeint ist, die überdurchschnittlich lange anhält – das heißt, sechs Monate

---

[5] Die ICD-11 ist die neueste Auflage der Internationalen Klassifikation der Krankheiten (International Classification of Diseases), mit der Krankheiten klassifiziert und somit besser verstanden werden sollen

oder länger – und eine ganze Reihe belastender Gefühlseindrücke mit sich bringt. Dazu gehören Schuldgefühle, Zorn (sowohl auf sich selbst als auch auf andere), tiefe Traurigkeit und chronische Verstimmtheit bis hin zur Unfähigkeit, überhaupt noch positive Gefühle erleben zu können. Solche Komplikationen sind kein Zeichen einer Schwäche, sondern eine mögliche Trauerfolge. Kompetente professionelle Hilfe kann Ihnen dabei helfen, ihre Emotionen zu verstehen und gesunde Bewältigungsstrategien zu entwickeln. Sehen wir uns genauer an, welche Formen der professionellen Hilfe existieren.

Therapeutische Behandlung

Wenn Sie sich für eine therapeutische Behandlung entscheiden wollen, aber nicht wissen, welche Schritte Sie dafür zunächst vollziehen müssen, ist eine bewusste Reflexion und das Nachfragen eine richtige Strategie dafür.

Vor Ihrem Therapiebeginn können Sie sich fragen, was Sie durch die Therapie erreichen wollen. Ein guter Therapeut wird Ihnen diese Frage übrigens auch stellen, denn die Antwort auf diese Frage ist wichtig, um einen für Sie passenden Therapieansatz zu finden. Es kann sein, dass Sie zuerst nur lernen möchten, Ihre negativen Symptome zu kontrollieren. Im Rahmen der weiteren Therapiearbeit können Sie sich auch mit anderen tiefenpsychologischen Fragen auseinandersetzen. Die Antwort auf diese Frage kann Ihnen helfen, einen passenden Spezialisten zu finden. Die Versorgung seelischer Leiden erfolgt durch verschiedene Berufsgruppen, insbesondere durch psychologische Psychotherapeuten und ärztliche Psychotherapeuten.

Psychologische und ärztliche Psychotherapeuten unterscheiden sich voneinander wie folgt:

Psychologische Psychotherapeuten:

- Verfügen über ein abgeschlossenes Studium der Psychologie, haben jedoch keine formale medizinische Ausbildung.
- Durchlaufen nach dem Studium eine mindestens dreijährige Ausbildung in Psychotherapie an einer Hochschule oder einem staatlich anerkannten Institut.
- Erhalten nach erfolgreichem Abschluss der Prüfung die Erlaubnis zur eigenständigen Durchführung von Psychotherapie, beschränkt auf die Methode, für die sie ausgebildet wurden.
- Dürfen keine Medikamente verschreiben oder anwenden.

Ärztliche Psychotherapeuten:

- Haben ein Medizinstudium abgeschlossen und entweder eine Facharztausbildung absolviert oder eine entsprechende Zusatzqualifikation erlangt.
- Diese Kategorie umfasst beispielsweise Fachärzte für Psychiatrie und Psychotherapie, Neurologen oder Nervenärzte, die eine zusätzliche Fortbildung in Psychotherapie durchlaufen haben.
- Sind als Ärzte berechtigt, Medikamente zu verschreiben.

Wie der Namen schon sagt, bieten Vertreter beider Berufsgruppen psychotherapeutische Behandlungen für Klienten an. Außerdem gibt es sogenannte Kinder- und Jugendlichenpsychotherapeuten, die zur Behandlung von Kindern und Heranwachsenden geschult wurden. Therapeuten müssen in der Regel über einen Abschluss in Pädagogik, Sozialpädagogik oder Psychologie verfügen, um die entsprechende Ausbildung beginnen zu können.

Die therapeutische Beziehung bietet einen stabilen Ankerpunkt, der es Ihnen ermöglicht, neue Perspektiven zu entwickeln und den Weg der Heilung zu beschreiten. Nehmen sie sich die Zeit in der sogenannten Einführungsphase (die ersten drei bis fünf Treffen), um zu erkennen, ob die Behandlung für Sie passt. Dadurch schaffen Sie ein Fundament für den erfolgreichen Verlauf der Therapie.

Denken Sie daran, dass Sie Ihre Behandlung jederzeit beenden dürfen, wenn Sie nicht zufrieden sind oder sich nach einem anderen Therapeuten umsehen wollen. Für ein positives Ergebnis ist ein Vertrauensverhältnis notwendig. Lassen Sie sich deswegen Zeit, diese Basis zu schaffen.

Weitere Unterstützungsmöglichkeiten

Die Telefonseelsorge

„Sorgen richten sich nicht nach Tages- oder Öffnungszeiten“, betont die Telefonseelsorge auf ihrer Website. Telefonseelsorger gibt es in vielen Ländern und seit vielen Jahren und es lässt sich kaum abschätzen, wie vielen Menschen die Mitarbeiterinnen und Mitarbeiter an den Telefonhörern schon geholfen haben. In Deutschland ist die Telefonseelsorge, die übrigens ein Angebot der Katholischen und Evangelischen Kirchen ist, 365 Tage im Jahr und zu jeder Zeit erreichbar. Die kostenlosen Telefonnummern lauten 0800/111 0 111 und 0800/111 0 222. Mittlerweile steht die Beratung auch digital, das heißt per E-Mail und Chat, sowie an ausgewählten Orten persönlich vor Ort zu Verfügung. Anonymität ist eines der höchsten Grundsätze der Telefonseelsorge. In Österreich und der Schweiz existieren ebenso Telefonseelsorgen (erreichbar unter den Nummern 142 bzw. 143)

Trauercafés

Trauercafés stellen eine weniger formelle Umgebung im Vergleich zu Trauergruppen dar. Es gibt keine fest etablierte Teilnehmergruppe, die sich regelmäßig trifft – jeder ist zu jeder Zeit willkommen. Hier besteht die Möglichkeit, nicht nur über Trauer zu sprechen, sondern auch über eine Vielzahl anderer Themen. Durch solche Treffpunkte können Trauernde zwanglosen Kontakt zu Menschen knüpfen, die sich in einer ähnlichen Situation befinden und aufgrund eigener Trauer eine tiefe Empathie für die aktuelle Lebenslage aufbringen. Die Malteser bieten in zahlreichen Städten Trauercafés an. Ebenso organisieren Kirchen und Hospize entsprechende Veranstaltungen. Auf www.trauergruppe.de können Sie nach einem Café in Ihrer Nähe suchen.

Die Vielfalt der Gruppentherapien

Psychotherapeutische Gruppen bieten einen geschützten und wertschätzenden Rahmen, um Probleme zu bearbeiten, nicht hilfreiche Muster zu erkennen, neue Strategien auszuprobieren und zu üben. Im Gruppensetting werden korrigierende Erfahrungen gemacht, die für den Heilungsprozess von enormer Bedeutung sind. Trauergruppen setzen sich in der Regel aus einer festen Anzahl von Teilnehmern zusammen. Die regelmäßigen Treffen erstrecken sich oft über mehrere Monate und schaffen so einen besonders vertrauten Rahmen. Solche Gruppen für Trauer- und Selbsthilfe sind nahezu in jeder Stadt vorhanden.

Eine Übersicht über entsprechende Angebote finden Sie beispielsweise auf www.trauergruppe.de , www.selbsthilfenetz.de oder www.verwitwet-info.de. Es gibt auch spezialisierte Gruppen, wie Trauergruppen für Eltern und trauernde

Geschwister, die vom Bundesverband Verwaiste Eltern und trauernde Geschwister in Deutschland e.V. angeboten werden (weitere Informationen deutschlandweit unter www.veid.de).

Des Weiteren gibt es Trauergruppen für Eltern, die ihr Kind vor, während oder kurz nach der Geburt verloren haben (mehr Informationen unter www.initiative-regenbogen.de) sowie Trauergruppen für Suizidtrauernde (deutschlandweite Angebote über www.agus-selbsthilfe.de).

Häufig gestellte Fragen über Gruppentherapien

Manche Hinterbliebenen haben eine skeptische Einstellung gegenüber Gruppentherapien, denn es ist nicht einfach, mit Unbekannten über zutiefst persönliche Gefühle zu reden und sich auf diese Art und Weise vulnerabel darzustellen. Im Folgenden möchte ich einige häufige Fragen über Gruppentherapien beantworten, um Ihnen ein besseres Bild über diesen Behandlungsansatz zu geben.

Besteht in den Gruppen eine Schweigepflicht über besprochene Themen?

Die Schweigepflicht innerhalb der Gruppe ist von entscheidender Bedeutung. Jedes Gruppenmitglied verpflichtet sich, die Inhalte der Gruppensitzungen vertraulich zu behandeln. Diese Vereinbarung wird durch die festgelegten Gruppenregeln verbindlich geregelt. Das schafft eine vertrauensvolle Atmosphäre, die für den Therapieprozess essenziell ist.

Was versteht man unter einer „halboffenen Gruppe"?

Die Bezeichnung „halboffene Gruppe" bedeutet, dass freiwerdende Plätze in der Gruppe durch neue Patienten besetzt werden. Dies ermöglicht einen dynamischen Austausch innerhalb der Gruppe und fördert vielfältige Perspektiven und Erfahrungen.

Wie sieht der Ablauf einer Gruppentherapiesitzung aus?

Die Gruppentherapiesitzungen finden in der Regel alle 14 Tage statt und dauern 90 Minuten. Der Ablauf besteht typischerweise aus einer Eröffnungsrunde, in der aktuelle Probleme und Themen gesammelt werden. Anschließend entscheidet die Gruppe gemeinsam, welches Thema in der aktuellen Sitzung näher besprochen werden soll.

Wie groß ist in der Regel die Teilnehmerzahl in der Gruppentherapie?

Die Gruppentherapie besteht aus drei bis neun Teilnehmern. Diese begrenzte Gruppengröße ermöglicht eine intensive Interaktion und persönliche

Unterstützung. Die Gruppendynamik wird so gesteuert, dass ein effektiver und unterstützender therapeutischer Prozess stattfinden kann.

Welche Therapieart ist wirksamer: Einzel- oder Gruppentherapie?

Zahlreiche Studien, die beide Therapieansätze miteinander verglichen haben, beweisen, dass beide Ansätze eine ähnliche Effektivität aufweisen. Die Gruppentherapie bietet darüber hinaus den Vorteil des Kontakts mit Menschen, die sich in ähnlichen Lebenssituationen befinden.

Wodurch unterscheidet sich die Gruppentherapie von den Selbsthilfegruppen?

Im Gegensatz zu Selbsthilfegruppen wird die Gruppentherapie von qualifizierten Psychotherapeuten geleitet. Dies stellt sicher, dass therapeutische Interventionen und professionelle Begleitung integraler Bestandteil der Sitzungen sind. Eine Selbsthilfegruppe kann eine wertvolle Ergänzung sein, ersetzt jedoch nicht eine medizinische oder therapeutische Behandlung.

Welche Vorteile hat die Gruppentherapie?

Mehr Feedback und Vielfalt. In der Gruppentherapie bekommen Sie nicht nur Feedback von der Therapeutin, sondern auch von den anderen Gruppenmitgliedern. Die Vielfalt der Perspektiven und Erfahrungen innerhalb der Gruppe kann neue Einsichten und Lösungsansätze bieten, die in der Einzeltherapie möglicherweise nicht so stark ausgeprägt sind.

Geführter Austausch und Lernen voneinander. Jedes Gruppenmitglied bringt seine eigenen Erfahrungen und Bewältigungsstrategien ein. Alle Mitglieder der Gruppe regen sich durch diesen Austausch gegenseitig zu Wachstum und Weiterentwicklung an.

Rückhalt und emotionale Stabilität. Die Gruppe bietet einen stabilen Rückhalt, da gegenseitiges Verständnis und Unterstützung für die individuelle Lebenssituation vorhanden sind. Durch die gemeinsame Bewältigung von Herausforderungen entsteht eine emotionale Stabilität, die den therapeutischen Prozess unterstützt.

Unterstützung von Trauernden durch Freunde und Familie

Der Tod, so gewiss er auch ist, führt oft zu Berührungsängsten in der Gesellschaft. Die Unsicherheit, das Richtige zu sagen, und die Furcht vor den starken Emotionen der Trauernden lassen viele Menschen zurückhaltend reagieren. Die Auseinandersetzung mit dem Verlust erinnert uns zudem an die eigene Endlichkeit, so dass viele dazu neigen, sich zurückzuziehen.

Feste Rituale wie Trauerkarten oder Kondolenzbesuche sind eine Unterstützung, ein Anhaltspunkt für Unsichere. Die Art der Trauerbegleitung variiert je nach dem persönlichen Verhältnis zum Verstorbenen. Anstatt allgemeiner Beileidsbekundungen geben oft persönliche Erinnerungen an gemeinsame Erlebnisse oder charakterliche Eigenschaften des Verstorbenen Trost.

Hier sind einige Beispiele:

"Ich kann mich noch gut erinnern, wie hilfsbereit dein Opa immer war."

"Wenn ich an deine Mutter denke, denke ich besonders an Ihre Geschicklichkeit und ihre handwerklichen Fähigkeiten. Sie hat nie gezögert, Nachbarn oder Freunden zu helfen."

Ein einfühlsames Vorgehen ist immer angebracht. Es ist ratsam, vor einem Besuch telefonisch nachzufragen, ob dies passend ist. Zudem sollte man keine Angst vor den Emotionen des Trauernden haben, da dieser sich in einer Ausnahmesituation befindet, in der Trauer, Lachen und möglicherweise auch Wut wechseln können. Es ist wichtig, zu verstehen, dass dies nicht persönlich gemeint oder gegen den Fragenden gerichtet ist. Es ist völlig in Ordnung, zu gestehen: *„Ich fühle mich hilflos, aber ich bin für dich da."* Tiefgründige Worte sind nicht erforderlich, da der Verlust nicht gemildert werden kann. Vermeiden Sie daher auch allgemeine Floskeln wie: *„Alles wird gut."*

Für viele ist Trost spenden eher eine praktische Angelegenheit: Statt Ihre Gefühle und Ihre Bereitschaft zu helfen, in Worten auszudrücken, können Sie daher auch Taten folgen lassen. Das kann Hilfe bei ganz alltäglichen Aufgaben wie dem Einkaufen, Kochen oder der Haushaltsführung sein. Vielleicht fühlt der eine oder andere Scham oder zumindest Unwohlsein dabei, diesbezüglich um Hilfe zu bitten. Fragen Sie also einfach selbst, ob Sie helfen können. Jede Antwort sollte akzeptiert werden – auch eine Ablehnung der Hilfe.

Tipps, die dabei helfen, richtig mit Trauernden zu sprechen

1) Gehen Sie auf Betroffene zu. Viele Menschen meiden aus Unsicherheit die Begegnung mit Trauernden. Doch diese Zurückhaltung kann dazu führen, dass sich Trauernde noch stärker allein gelassen fühlen. Es ist wichtig, aktiv und präsent zu sein.

2) Gesten sagen mehr als Worte. Die richtigen Worte zu finden, kann schwierig sein. Kleine Gesten, wie eine Umarmung, ein Blumenstrauß oder eine spontane Einladung zum Kaffee können jedoch oft mehr Trost spenden als Worte.

3) Platte Trostsprüche wie *„Alles wird wieder gut"* entwerten die Trauer, nehmen sie nicht ernst. Es ist wichtig, einfühlsam zu kommunizieren und Klischees zu vermeiden, da diese eher verletzen als trösten.

4) Haben Sie keine Angst vor Emotionen. Emotionen sind ein natürlicher Teil der Trauer. Es ist wichtig, zu erkennen, dass Trauernde das Bedürfnis haben, ihre Emotionen zu zeigen. Das Zeigen von Mitgefühl kann eine unterstützende Rolle spielen.

5) Trauernde benötigen Menschen, die ihnen zuhören. Ein Gespräch über Erinnerungen kann therapeutisch wirken. Es ist wichtig, Raum für Trauernde zu schaffen, um von ihren Erfahrungen und Erinnerungen zu berichten.

6) Versuchen Sie, im Alltag zu helfen. Der Alltag kann für Trauernde besonders herausfordernd sein. Kleine Hilfen, wie das Erledigen alltäglicher Aufgaben, sind oft eine große Unterstützung und zeigen, dass der Alltag auch ohne den Verstorbenen bewältigt werden kann.

7) Nehmen Sie Zurückweisungen nicht persönlich: Manchmal weisen Trauernde Gesprächsangebote ab, da sie sich unter Druck gesetzt fühlen. Es ist wichtig, Zurückweisungen nicht persönlich zu nehmen und Verständnis für die individuellen Bedürfnisse der Trauernden zu zeigen.

8) Sie können durchaus gemeinsame Unternehmungen vorschlagen. Einladungen können willkommen sein, dürfen jedoch nicht aufgedrängt werden. Es ist wichtig, die Wünsche der Trauernden zu respektieren und keinerlei Druck auszuüben.

9) Haben Sie Geduld. Trauer verläuft nicht linear und heftige Trauerphasen können auch längere Zeit nach dem Todesfall auftreten. Geduld und Verständnis sind entscheidend, um Trauernde in ihrem individuellen Prozess zu unterstützen.

Unterstützung für trauernde Kinder

Der Tod eines nahestehenden Menschen trifft Kinder und Jugendliche oft besonders hart, und ihre Trauer unterscheidet sich von der der Erwachsenen. Aus diesem Grund gibt es viele spezielle Angebote, die genau auf die Bedürfnisse von Kindern und Jugendlichen zugeschnitten sind. In diesen Angeboten wird die Verarbeitung vieler Dinge oft spielerisch gestaltet. Mehr dazu können Sie im Kapitel 10 lesen.

Malteser-Trauerbegleitung

In diversen deutschen Städten setzen sich freiwillige Helferinnen und Helfer der Malteser für die Kinder-Trauerbegleitung ein. In speziell konzipierten Treffpunkten bieten sie Kindern und Jugendlichen einen geschützten Raum, um mit ihrer Trauer umzugehen. Initiativen wie *„Trau dich Trauern“* in Dresden oder das *„Café Achterbahn“*, ein kreatives Café für Jugendliche in Hamburg, unterstützen die Jüngsten, die oft mit Schuldgefühlen zu kämpfen haben, dabei, ihre Emotionen zu begreifen und zu verarbeiten.

Familienbegleitdienst der Malteser

Viele ambulante Kinder- und Jugendhospizdienste der Malteser fungieren gleichzeitig als

Familienbegleitdienste und bieten umfassende Hilfe bei der Trauerbewältigung. Wenn ein Elternteil von einer lebensbedrohlichen Krankheit betroffen ist, liegt der Fokus nicht nur auf der Einzelperson, sondern erstreckt sich auf das gesamte Familiensystem. Diese Dienste stehen in akuten Krisensituationen zur Verfügung, um das Zusammengehörigkeitsgefühl und die Stabilität der Familie zu fördern. Eine besondere Rolle kommt dabei den ehrenamtlichen Helferinnen und Helfern aus den Familienbegleitdiensten zu, die als Ansprechpartner für die gesunden Kinder fungieren, wenn ein Elternteil sich im Sterbeprozess befindet. Sie bieten Unterstützung, entlasten das Familiensystem und nehmen sich Zeit für die Kinder. Die ehrenamtlichen Begleiter sind während der Phasen der Krankheit und des Sterbens sowie darüber hinaus während der Trauerzeit für Eltern und Geschwisterkinder präsent.

Weitere Informationen zu beiden Angeboten finden Sie auf der Website der Malteser unter www.malteser.de.

Erweiterte Ressourcenliste mit Kontaktinformationen von Organisationen

Beratungsstellen in Deutschland

Trauer- und Selbsthilfegruppen überregional:

www.verwitwet-info.de/links/gruppen/ueberregional/

Trauerportal mit Online-Seminaren:

www.trauer.org

Trauer-Chatrooms:

www.allesistanders.de

Selbsthilfegruppen für Suizidtrauernde:

www.agus-selbsthilfe.de

Zentrum für trauernde Kinder und Jugendliche:

www.trauerland.org

Auch eine Online-Beratung kann hilfreich sein

- **Einjähriges Online-Trauerseminar:**
  Ein strukturiertes zwölfteiliges Online-Seminar für Trauernde bietet Anleitung zur Trauerarbeit sowie Kontakt zu anderen Teilnehmern über Chat, E-Mail oder ein geschütztes Forum. Die Kosten betragen 10 Euro pro Monat. www.trauer.org

- **Schreiben als Brücke:**
  Online-Trauerbegleitung per E-Mail speziell für Jugendliche und junge Erwachsene, bietet auch umfassende Informationen zum Thema Trauer. www.Schreiben-als-bruecke.de

- **Trauerchats von trauer.de:**
  Kostenfreie Trauer-Chats mit ausgebildeten Trauerbegleitern zu festen Zeiten (Montag 10–11 Uhr, Dienstag 20–22 Uhr, Donnerstag 16–17.30 Uhr). www.trauer.de

- **Da-sein.de Digitale Nähe:**
  Online-Beratung für trauernde und sterbende Jugendliche. www.da-sein.de

- **Doch etwas bleibt:**
  Trauerchat für Jugendliche und junge Erwachsene, findet jeden Montag von 20–22 Uhr statt. www.doch-etwas-bleibt.de/hilfe-bei-tod-und-trauer/

- **Young Wings:**
  Online-Beratung mit verschiedenen Foren für trauernde Kinder und Jugendliche. www.youngwings.de

Weitere Verweise auf Online-Ressourcen

- www.trauerbegleitung.de/
- www.trauerseelsorge.bistumlimburg.de/

Kinder und Trauer

„Ich bin nicht tot, ich tausche nur die Räume, ich leb in euch und geh durch eure Träume.“ – Michelangelo Buonarroti

Die Frage, wie Kinder mit Trauer umgehen, ist von vielen Faktoren geprägt, von denen neben der individuellen Verfassung vor allem das Alter eine wichtige Rolle spielt. Kinder wachsen und entwickeln sich bekannterweise schnell und kommen innerhalb ihrer ersten Lebensdekaden zu einem schrittweise reifenden Verständnis von Verlust und Trauer und dem Tod, das zunächst auf abstrakten, aber keineswegs simplen Denkmustern fußt und später gereift, reflektiert und vielschichtig wird. Zugleich sind Kinder durch ihren noch nicht abgeschlossenen Entwicklungsstand auf die beständige Stabilität, Unterstützung, Liebe, Anerkennung und Führung von Erwachsenen angewiesen und das gilt, wie wir an dieser Stelle bereits wissen, umso mehr in Zeiten des Verlusts und der Trauer. In diesem Kapitel werden wir uns ansehen, wie Kinder in unterschiedlichen, archetypisch beschriebenen Entwicklungsphasen mit Trauer umgehen und wir werden der Frage nachgehen, wie man Kinder als erwachsene Bezugsperson in diesem Prozess bestmöglich begleiten kann. Danach werden wir noch einen etwas weiteren Blickwinkel einnehmen und uns die gemeinsame Trauer im Familienverband ansehen.

Wie Kinder Trauer und Verlust verstehen

Kinder unterscheiden sich wie Erwachsene durch ihre individuelle genetische Veranlagung und die Umwelteinflüsse, denen sie seit dem Zeitpunkt ihrer Geburt ausgesetzt waren. Zu diesen zählen die Erziehung und Ausbildung von Fähigkeiten und Eigenschaften, die Kultur, gesellschaftliche Einflüsse und ihre generelle individuelle Entwicklungsstufe. Dennoch lassen sich einzelne Phasen des Verständnisses und der Verarbeitung von Verlust, Tod und Trauer unterscheiden.

1. Säuglinge und Kleinkinder – 0 bis 3 Jahre: Die Wahrnehmung eines Unterschiedes

Säuglinge und Kleinkinder im Alter von unter drei Jahren können aufgrund ihres begrenzten Zeitverständnisses den Tod und seine endgültige Natur noch nicht erfassen. Auch die Abwesenheit einer zuvor anwesenden Person nehmen sie höchsten im Ansatz wahr. Doch auch wenn sie das Konzept des Todes nicht wirklich begreifen, nehmen diese kleinen menschlichen Wesen bereits Gefühle wahr, die mit dem Tod verbunden sind, vor allem, wenn andere diese empfinden. Ist eine Bezugsperson wie ein Elternteil oder ein älteres Geschwister in Trauer, kann auch ein Kleinkind die dadurch ausgelösten Veränderungen spüren. Das kann sich auch bei

Kleinkindern in Verhaltensänderungen, wie Schlaf- oder Essgewohnheiten, sowie in Gefühlen wie Angst, Wut und Frustration äußern.

2. Vorschulkinder – Kinder zwischen 3 und 6 Jahren: Die Wahrnehmung der Abwesenheit

Zwischen ihrem dritten und sechsten Lebensjahr entwickeln Kinder erste vage Vorstellungen vom Tod, den sie manchmal mit Dunkelheit und Bewegungslosigkeit assoziieren – vor allem aber mit der Abwesenheit von ihnen bekannten Menschen. Dennoch betrachten sie den Tod weiterhin als vorübergehenden Zustand, der im Ansatz bereits als Verlust begriffen wird, aber dessen Umkehrung möglich scheint. Die Rede ist hier von der unter anderem vom Psychologen Jean Piget geprägten Theorie des "*Magischen Denkens*". Ausgehend mit diesem Alter beginnen Kinder oft eine Vorstellung zu entwickeln, die mit der Abwesenheit enger Bezugspersonen und ihrer eigenen Verantwortung dafür zu tun hat. Nicht selten entwickeln Kinder dann die feste Überzeugung, dass der Tod eines Angehörigen ihre Schuld sei und sie den Verstorbenen vom Tod zurückholen könnten, wenn sie es sich nur fest genug wünschen – oder durch Selbstbestrafung Buße für ihre Taten tun. Generell sind Kinder in dieser Lage jedoch noch nicht dazu fähig, das Konzept des Todes auf sich selbst zu projizieren.

3. Schulkinder zwischen 6 und 9 Jahren: Die Wahrnehmung des Todes

Mittlerweile im Schulalter befindliche Kinder erfassen den Tod und seine Finalität immer mehr, wenngleich sie in bestimmten Phasen noch Schwierigkeiten dabei haben, Realität und Fantasie zu unterscheiden. Stirbt ein Angehöriger, wird dies manchmal in seiner ganzen Unumkehrbarkeit verstanden und manchmal wiederum nur wie ein Traum – oder die im Traum wahrgenommene Erscheinung des Verstorbenen wird als Realität aufgefasst. In diese Phase fällt auch oft der entscheidende Moment, in dem ein Selbstbezug zum Konzept des Todes hergestellt wird und Kinder häufig Fragen mit Bezug zur eigenen Sterblichkeit und der Sterblichkeit anderer stellen.

Mit diesem fortschreitenden Verständnis entwickelt sich auch die Fähigkeit, Verlust und Trauer mit den entsprechend belastenden emotionalen Eindrücken wahrzunehmen. Verschiedene Ansätze der Bindungstheorie sprechen in diesem Zusammenhang von der großen Angst, die Kinder vor dem Tod ihrer Eltern entwickeln. Dies ist in aller Regel Teil des normalen Entwicklungsprozesses, kann aber mit einem Therapeuten oder Psychologen besprochen werden.

4. Kinder und Jugendliche zwischen 10 und 14 Jahren: Die Wahrnehmung des Todes und seiner Unumkehrbarkeit

Mit dem 10. Lebensjahr und der Pubertät entwickeln Kinder und Jugendliche ein realistischeres Verständnis davon, dass der Tod etwas Abschließendes und Endgültiges ist. Dieses Verständnis gleicht durchaus einem Todeskonzept vieler Erwachsener. Der Tod und sein Stellenwert wird in dieser Zeit oft schon auf philosophischer Ebene hinterfragt, etwa durch typische Sinnfragen wie „Welchen Sinn hat mein Leben?“ oder „Gibt es ein Leben nach dem Tod?“. Bei schweren Verlusten durchleben Kinder und Jugendliche häufig intensive Trauer, da ihnen nun bewusst wird, dass der Tod unwiderruflich ist und weder sie selbst noch jemand anders daran etwas ändern können. Kinder nehmen nun also komplexe Empfindungen der Trauer und des Verlustes wahr. Sie können mit Fragen rund um den eigenen Tod und den Sinn des Lebens hadern, ebenso wie mit der eigenen Verantwortung im Leben und etwa am Tod anderer.

Mit Kindern über den Tod sprechen

Wir haben uns mit der Entwicklung des Verständnisses über den Tod befasst, was uns zur nächsten wichtigen Frage führt: Wie geht man mit Kindern um, die einen Verlust erleben, um sie auf ihrem Weg zu unterstützen? Eine der wichtigsten Komponenten ist – wie bei allen Interaktionen zwischen Lebewesen – die Kommunikation. Wenn es eine Grundregel gibt, um einem Kind den Tod eines Menschen beizubringen, dann lautet diese: Seien Sie ehrlich und behutsam. Kinder können viel verstehen und viel verkraften, brauchen zugleich aber eine angemessene Zeit, um Dinge vollumfänglich aufzunehmen. Eine "angemessene Zeit" kann mitunter auch mehrere Jahre bedeuten. Das mag nun kompliziert klingen, doch wir werden uns der Herausforderung in strukturierten Schritten annähern.

Seien Sie deutlich und ehrlich

Es ist falsch und kontraproduktiv, Kindern das Wesen des Todes zu verschleiern, stark zu beschönigen, zu verschweigen oder durch Unwahrheiten zu unterschlagen. Das gilt für Kinder in jedem erdenklichen Alter und in fast jeder erdenklichen Situation. Bezugspersonen, die Kinder direkt oder indirekt über den Tod belügen, versagen Kindern nicht nur die Wahrheit, sondern auch die Möglichkeit, selbst durch das Erlebnis des Verlustes zu reifen. Die

Fähigkeiten eines Kindes, seien es kognitive Fähigkeiten, die emotionalen Kompetenzen zur Verarbeitung des Todes oder der Aufbau von Resilienz, entwickeln sich schnell. Sie bauen auf das Wissen und das Erleben von Verlust durch den Tod auf. Darüber hinaus können Unwahrheiten und Lügen das Vertrauen untergraben, das Kinder in Bezugspersonen setzen. Sie beeinträchtigen damit nicht nur Ihre eigene zwischenmenschliche Beziehung, sondern auch die Fähigkeit des Kindes, überhaupt Vertrauen zu empfinden.

Dieser Ratschlag muss auch mit dem Credo der Deutlichkeit und Klarheit ergänzt werden, denn zum Vermitteln der Unwahrheit gehört auch das unbeabsichtigte Vermitteln. **Um Missverständnisse absolut zu vermeiden, achten Sie darauf, keine Formulierungen zu nutzen, die für Kinder mehrdeutig sein können**. Das sind typischerweise Aussagen wie:

"Sie ist von uns gegangen."

"Er hat uns verlassen."

"Er ist friedlich eingeschlafen."

"Sie ist nicht mehr da."

Kommunizieren Sie stattdessen klar und deutlich, dass der betroffene Mensch gestorben ist. Sollte die Frage auftauchen, was das bedeutet, dann erklären Sie auch dies vereinfacht, aber durchaus wahrheitsgemäß. Sie können zum Beispiel sagen:

"Wenn jemand stirbt, bedeutet das, dass sein Körper nicht mehr funktioniert. Er kann nicht mehr sprechen, essen oder etwas fühlen. Das kann nicht mehr geändert werden. Es ist anders als beim Schlafen, denn wenn wir schlafen, wachen wir wieder auf. Aber wenn jemand stirbt, wacht er nicht mehr auf. Es ist, wie wenn eine Blume verwelkt und nicht mehr nachwachsen kann."

Seien Sie behutsam und warmherzig

So wichtig wie Ehrlichkeit und Offenheit sind auch altersgerechte Kommunikation und kurz- wie langfristige emotionale Unterstützung. Es kann durchaus Aspekte und Einzelheiten über den Tod an sich und spezifische Todesfälle geben, für die ein Kind noch nicht ganz bereit ist. Das bringt nicht immer gleich eine traumatisierende Wirkung mit sich, kann aber verwirrend wirken. Um diesen Spagat zu meistern, gibt es einen recht einfachen, wirksamen Ansatz: Erlauben Sie dem Kind, das Gespräch zu leiten und helfen Sie schrittweise mit Ihrem Wissen aus. Stellen Sie dafür einfache, vorurteilsbefreite und offene Fragen. Vermitteln Sie die Sicherheit, dass jede Antwort erlaubt ist.

"Weißt du, was mit Opa passiert ist?"

"Weißt du, was Sterben bedeutet?"

"Weißt du, was bei einer Beerdigung passiert?"

"Gibt es etwas, dass du noch über den Tod deiner Tante wissen möchtest?"

Emotionale Unterstützung können Sie am besten schenken, wenn Sie Ihre Rolle als liebevolle und warmherzige Bezugsperson wahrnehmen, die Orientierung, Zuneigung und Stabilität bietet. Dazu gehört auch, Ihrem Kind mitzuteilen, dass Gefühle wie Traurigkeit, Wut, Zorn und Angst völlig normal sind, dass es in Ordnung ist, diese zu empfinden. Es ist auch in Ordnung, Fragen zu haben und sich verwirrt oder unsicher zu fühlen. Es ist auch in Ordnung, wenn diese Fragen erst später auftauchen, denn Trauer braucht Zeit. Geben Sie Ihrem Kind also genug Raum und Zeit, über seine Gefühle und die Eindrücke des Verlustes nachzudenken. Denken Sie darüber nach, wie Sie diesen Raum und diese Zeit während alltäglicher Abläufe schaffen können. Ermutigen Sie dazu, diese Gefühle auch auszudrücken, so wie es sich gerade richtig anfühlt. Wenn ein Kind darüber sprechen will, sprechen Sie darüber. Wenn es ein Bild malen will, lassen Sie es ein Bild malen oder tun Sie das gemeinsam. Wenn es dem Verstorbenen einen Brief schreiben will, unterstützen Sie auch diese Idee und bieten Ihre Mithilfe an.

Lassen Sie Ihr Kind auch an Ihren eigenen Gefühlen teilhaben, denn so verdeutlichen Sie effektiv, dass es mit seinen Gefühlen nicht allein da steht, was ihm möglicherweise hilft, mit mehr Zuversicht zu seinen eigenen Gefühlen zu stehen. Geben Sie ruhig offen zu, dass Sie selbst Trauer empfinden, denn wie Sie bereits wissen, müssen Sie sich dafür auch als Erwachsener nicht schämen. Sollte in Ihrem Kind auch nur der Verdacht oder Gedanke auftauchen, es könnte Schuld am Tod des Angehörigen tragen, betonen Sie sofort (und wenn nötig, auch mehrmals) deutlich, aber geduldig, dass dies nicht zutrifft.

Geben Sie Ihrem Kind die Chance, Abschied zu nehmen

Die Frage, ob ein Kind an einer Trauerzeremonie teilnehmen sollte, kann vom Alter des Kindes abhängen, aber auch von seiner Beziehung zum Verstorbenen – vor allem aber sollte das Kind selbst in die Entscheidung mit einbezogen werden, sofern dies schon möglich ist. Es ist nur fair, einem Kind die Möglichkeit der Teilnahme an einer Bestattung oder sonstigen Zeremonie zu ermöglichen, so wie auch Erwachsene, die sich von einem geliebten Verstorbenen verabschieden wollen, diese Möglichkeit erhalten sollten. Schaffen Sie ausreichend Aufklärung über den Sinn und Zweck der Zeremonie, wie sie abläuft, wo sie stattfinden, wie lang sie dauern, wer alles anwesend sein wird. Sorgen Sie zugleich für Möglichkeiten des Rückzugs während der Zeremonie.

Teilen Sie Ihrem Kind ganz klar mit, dass es in Ordnung ist, wenn es sich während der Trauerfeier zurückziehen will. So wird eine Teilnahme an der Trauerzeremonie auch für ein Kind möglich und erträglich.

Kinder bei ihrer Trauerverarbeitung unterstützen

Wie auch bei Erwachsenen wird bei Kindern, die im Stande sind, den Tod zu begreifen, ein emotionaler, kognitiver und seelischer Prozess angestoßen, der mit der ersten Realisierung eines Verlustes beginnt und mit der Gewissheit eines nachhaltig zufriedenen Lebens ohne die physische Präsenz des Verstorbenen enden sollte. Die notwendigen Schritte dafür muss jeder Mensch jedoch innerhalb seiner eigenen persönlichen Sphäre selbst beschreiten. Kinder sind dabei keine Ausnahme. Als Bezugspersonen können und sollten wir jedoch danach streben, sie auf diesem Weg zu unterstützen. Wir werden uns ansehen, wie das möglich ist.

Erinnerungen und die Erinnerungspflege

Erinnerungen an einen Verstorbenen und die Vergangenheit können schmerzhaft sein, schaffen aber die Grundlage für die Pflege der Beziehung mit Verstorbenen. Dadurch werden sie zu einem wichtigen Bestandteil der erfolgreichen Neuorientierung nach einem schweren Verlust. Wenn Sie einem Kind diese Perspektive näherbringen wollen, dann am besten, indem Sie es zur freien Entfaltung seiner Gefühle und Gedanken anspornen und selbst mit gutem Beispiel vorangehen. Bringen Sie Ihrem Kind näher, dass es normal und gut ist, an die Zeit mit dem Verstorbenen zu denken, dass es schön sein kann, von der Vergangenheit zu träumen und dass es in Ordnung ist, sich vorzustellen, man würde mit ihm oder ihr sprechen können (achten Sie dabei darauf, das Wort „vorstellen" auch zu nutzen). Teilen Sie ihm zu diesem Anlass mit, dass auch Erwachsene oft in Erinnerungen schwelgen und an Verstorbene denken und dass auch Sie das tun.

Laden Sie Ihr Kind dazu ein, gemeinsam über den Verstorbenen nachzudenken und gemeinsame Erinnerungen zu pflegen. Sie können dazu fragen, an welchen Tag oder Moment mit dem Verstorbenen er oder sie sich erinnert. Fragen Sie, wie sich dieser Moment angefühlt hat und wie es sich anfühlt, daran zu denken. Teilen Sie auch Ihre eigenen Eindrücke und erzählen Sie, was Sie mit einer bestimmten Erinnerung verbinden.

„Ich fand es auch sehr schön, als wir letztes Jahr mit Opa am See waren."

„Zu deinem 6. Geburtstag ist Onkel Stefan den ganzen Weg zu uns nach Hause gekommen, um bei deiner Geburtstagsfeier zu sein. Er musste dafür sogar in ein Flugzeug steigen. Kannst du dich noch an diesen Tag erinnern?"

Wie wir wissen, ist es ebenso wichtig, nach vorne zu blicken und sich nicht in Erinnerungen zu verlieren. Das gilt für Kinder, die ihr ganzes Leben noch vor sich haben, umso mehr. Sollten Sie es für angemessen halten, dies zur Sprache zu bringen, erklären Sie es mit einfachen, nachvollziehbaren Worten. Nehmen Sie dabei ruhig Bezug auf den Verstorbenen und weisen Sie darauf hin, dass auch er oder sie sich wünschen würde, dass nahe und liebe Menschen wieder zum Glück finden, statt nur in der Vergangenheit und in Erinnerungen zu leben.

Erinnerungspflege muss nicht nur aus dem bloßen Nachdenken bestehen. Ermutigen Sie Ihr Kind zur kreativen und gestalterischen Entfaltung als Ausdruck seiner Gefühle und Erinnerungen und unterstützen Sie es bei der Umsetzung.

Bilder und Collagen

Malen, Zeichnen und visuelles Gestalten sind ein effektiver Ausdruck erlebter Gefühle und Gedanken – und das auf eine einzigartige Weise, die vielen Menschen (Erwachsenen und Kindern) mitunter besser liegt als das Sprechen und Schreiben. Wenn ein Kind bereits vorher gerne gemalt und gestaltet hat, ist diese Methode natürlich noch naheliegender. Machen Sie dazu einfach einen entsprechenden Vorschlag:

„Manchmal ist es gut, wenn wir unsere Gefühle auf eine besondere Art und Weise ausdrücken. Wie fändest du es, ein Bild zu malen, dass dich und den Verstorbenen in einem schönen Moment zeigt?“

Collagen, Fotoalben und Fotobücher sind ein weiteres kreatives Mittel zur Trauerbewältigung – und es ist sowohl allein als auch gemeinsam anwendbar. Collagen können ähnlich wie Fotoalben oder -bücher mit (gedruckten oder entwickelten) auf Fotografien aus der gemeinsamen Vergangenheit mit dem Verstorbenen aufbauen, die zugeschnitten werden, mit selbst gestalteten Texten und Verzierungen ergänzt und in ein eigens gestaltetes Buch eingefügt werden Die Erstellung solcher Werke bietet eine Möglichkeit der individuell und händisch vorgenommenen Würdigung des Verstorbenen und ist obendrein auch eine großartige gemeinsame Aktivität. Die gemeinsame Arbeit an einem solchen Werk bietet Zeit und Raum für das Teilen von Gefühlen und gemeinsames Reflektieren. Bringen Kind und/oder Erwachsener auch im digitalen Bereich eine gewisse Begabung mit, lassen sich Fotobücher, Alben und Collagen auch am Computer gestalten. Im Internet existieren einschlägige Anbieter, die das Zusammenstellen eines Fotoalbums oder Fotobuches (mit unterschiedlich hohem Arbeitsaufwand) mit anschließendem Druck ermöglichen. Ziehen Sie diese Variante der gemeinsamen Trauerarbeit, die selbst eine schöne Erinnerung schaffen kann, durchaus in Betracht.

Bücher, Gedichte, Briefe und Erinnerungskisten

Es gibt eine Vielzahl von Büchern, die Kindern behutsam das Thema Tod und Verlust nahebringen. Zwei, die mir durch persönliche Empfehlungen bekannt wurden und das Thema einfühlsam und sehr schön vermitteln, sind das *Buch „Ich habe dich im Herzen"* von Petra Jenni-Furrer *(ISBN: 978-3629142214)* sowie *„Die kleine Hummel Bommel nimmt Abschied"* von Maite Kelly und Britta Sabbag *(ISBN: 978-3845843131)*, die sich für Kinder ab 6 Jahren beziehungsweise im Alter zwischen 3-6 Jahren eignen. Für etwas ältere Kinder, ab rund 10 Jahren, empfehlen sich die Bücher *„16 x zum Himmel und zurück"* von Marlies Slegers *(ISBN: 978-3751300308)* und *„Wie Großvater ein Wikinger wurde"* von Ally Kennen *(ISBN: 978-3423760539)*. Je nach Alter und Bereitschaft können diese Bücher gemeinsam gelesen und besprochen werden.

Briefe, Gedichte und Erinnerungskisten sind drei weitere Beispiele für Trauerbewältigung durch kreative Gestaltung für Kinder, Erwachsene und alle dazwischen. Sicher wissen Sie nun schon, wie Sie diese Idee als erwachsene Bezugsperson präsentieren: Sie stellen den Gedanken wertungsfrei vor und bieten – je nach Reaktion Ihres Kindes – Ihre Unterstützung an. In einem Brief können alle Gefühle, Gedanken, Wünsche, Ängste, Bekundungen der Liebe und des Vermissens und jegliche sonstigen Botschaften an den Verstorbenen kommuniziert werden und er kann als Geste des Abschiedes (oder besser gesagt: Des Versendens in eine andere Welt) auf unterschiedliche Weise "verschickt" werden: Er kann je nach Möglichkeit dem Verstorbenen in den Sarg mitgegeben, ans Grab gelegt werden oder an einen Ort, der ein wichtiger Schauplatz einer Erinnerung ist. Das gleiche gilt für Gedichte, die – je nach Alter und Begabung – von Kindern geschrieben werden und dem Verstorbenen und der Erinnerung an ihn in wenigen, aber sorgsam erdichteten Zeilen widmen. Brief und Gedicht können auch Bestandteil einer Erinnerungskiste sein, einem besonderen Mittel der Erinnerungspflege, das ich Ihnen ans Herz legen kann: In einem nach Möglichkeit individuell gestalteten Schachtel oder Kiste – vielleicht aus Holz, vielleicht auch nur aus Pappe – wird eine kleine Welt voller Gefühle und Erinnerungen geschaffen.

Durch das Sammeln von Fotos, Texten, Dokumenten wie Quittungen oder Rechnungen von Ausflügen und gemeinsamen Unternehmungen, aber auch Lieblingsobjekten und anderen Erinnerungsstücken des Verstorbenen wird auch nach dem Tod eine Verbindung geschaffen, die man anfassen kann. Die Kiste bietet einen persönlichen Raum, der den einzigartigen Charakter und die Persönlichkeit des Verstorbenen reflektiert. Das Zusammenstellen der Erinnerungskiste übernimmt das Kind allein oder wird dabei unterstützt. Dieses Projekt bringt Struktur in den Traueralltag und bietet einen sinnvollen

Rahmen bietet, um sich mit dem Verlust auseinanderzusetzen.

Die Möglichkeit auf ein geregeltes Leben

Neben all diesen – für die außergewöhnliche Zeit der Trauer angemessenen – Mitteln habe ich noch einen weiteren, wenig außergewöhnlichen Ratschlag für Sie: Schenken Sie Ihrem Kind in Zeiten der Trauer Stabilität, Sicherheit und Routine im Alltag. Schon ein strukturierter, dem gewöhnlichen Alltag angepasster Tagesablauf spielt eine bedeutende Rolle in der Trauerbewältigung von Kindern. Ähnlich wie beim Decken des Frühstückstisches oder dem Aufräumen des Zimmers schaffen auch hier klare Routinen und Rituale einen stabilen Rahmen, der Sicherheit und Geborgenheit vermittelt. In der Trauer sind diese Elemente von entscheidender Bedeutung, um Kindern Orientierung im Alltag zu geben und ein Vertrauensgefühl zu schaffen. Dabei sollte es nicht nur darum gehen, die essenziellen, manchmal weniger spaßigen Elemente des Alltags, also etwa Frühstück, das Zähneputzen oder Duschen, die Schule, das Zubettgehen nicht zu vernachlässigen (obwohl diese allesamt wichtig bleiben sollten.) Hier sollte auch auf die schönen Aktivitäten Rücksicht genommen werden. Sowohl Sie als auch Kind(er), die von einem schweren Verlust betroffen sind, verdienen inmitten der schweren Zeit jegliche Ablenkung, die Sie sich wünschen.

Das Credo, das auch Kindern vermittelt werden sollte, muss daher lauten: Es ist in Ordnung. Niemand darf von uns verlangen, dass wir immer unglücklich sein müssen, weil jemand gestorben ist. Wir dürfen ins Kino gehen, wir dürfen auf die Hundewiese, wir dürfen schwimmen gehen, wir dürfen schön Abendessen gehen, wir dürfen lachen. Vergessen Sie nie, dass der Prozess der Trauer keine vergnügliche Privatzeit ist, sondern schwere Arbeit. Wie bei jeder Arbeit braucht der Mensch auch von der Trauer Auszeit.

Die Möglichkeit der Unterstützung von anderen

Zuletzt sollten Sie im Streben nach der bestmöglichen Unterstützung für Ihr(e) Kind(er) auch nicht auf Kapazitäten anderer Menschen verzichten. Damit sind nicht nur professionelle Helfer wie Therapeuten oder Ärzte gemeint, sondern auch enge Verwandte und Familienfreunde, die Ihnen und Ihrem Kind zur Seite stehen können. Offene Kommunikation ist dabei entscheidend. Andere Erwachsene sollten das Kind ermutigen, über seine Gefühle zu sprechen, Fragen zu stellen und seinen Kummer auszudrücken. Es geht jedoch nicht nur um das Zuhören und Ausdrücken von Trauer, sondern auch um die eben erwähnte Ablenkung und Aufrechterhaltung einer geregelten, stabilen Routine. Es ist auch durchaus eine Überlegung wert, das Personal der Kindertagesstätte oder Schule, die Ihr Kind besucht, in den Sachverhalt einzuweihen. Bitte teilen Sie Ihrem Kind diese Absicht vorher mit. Auch Lehrer und Erzieher sollten auf den Grundsatz der Privatsphäre achten und die Information über einen Verlust innerhalb der Familie nicht an andere weitergeben. Es geht dabei vielmehr darum, Ihrem Kind auch während des Aufenthalts in Schule oder Kita die größtmögliche Maß an Verständnis und Empathie zu schenken und ihm die Möglichkeit zu geben, sich mit seinen Anliegen besser an Lehrer oder Erzieher wenden zu können.

Zuletzt – und diese Möglichkeit sollten Sie nicht als "letzten Ausweg" betrachten, sondern vielmehr als Option, über die Sie sich jederzeit im vertrauten Kreis (der auch Ihr Kind selbst beinhalten sollte) austauschen können – verbleibt die Option der professionellen Beratung und Unterstützung durch Therapeuten, Trauerberater mit Expertise in Kindern, Kindertrauergruppen. Ein erster Beratungsschritt, den Sie tun können, wenn Sie über den emotionalen Zustand Ihres Kindes ernsthaft besorgt sind, führt beispielsweise über den Haus- oder Kinderarzt Ihres Vertrauens.

Der Umgang mit Trauer in der Familie

Nicht nur aus Liebe zu den eigenen Kindern will Trauerbewältigung gelernt sein, auch innerhalb des Familienbundes und für Erwachsene spielt dies eine wichtige Rolle, wie wir bereits wissen. An dieser Stelle ist einmal mehr die Wichtigkeit eines einfachen, aber anspruchsvollen Credos zu betonen, das für Kinder ebenso wie für Erwachsene gilt: Achten Sie auf sich und kommunizieren Sie mit anderen, wenn Sie Hilfe brauchen. Die Gemeinschaft des Familienbundes – sowohl im engen, intimen als auch im räumlich und beziehungstechnisch erweiterten Sinn – spielt bei der Bewältigung des Trauerprozesses eine wichtige Rolle, wenn auch nicht jeder sich glücklich schätzen kann, einem solchen Familienbund anzugehören. So können Menschen, die nur wenige enge oder wohlgesinnte Familienmitglieder um sich scharen können, nicht auf die Unterstützung und den gemeinsamen Austausch mit Partnern, Geschwistern, Eltern, Tanten und Onkeln, Cousins und auch Kinder zählen. Und auch in einer großen Familie sind nicht in jedem Fall ausreichende Strukturen und persönliche Bindungen vorhanden, die für eine optimale Trauerbewältigung sorgen. Konflikte brechen mitunter unerwartet auf, insbesondere in Krisen. Todesfälle innerhalb des Familienverbandes können diesen oft auf unerwartet drastische Art in Unordnung und Ungewissheit stürzen. Wie auch die Gesellschaft als Ganzes werden Familien durch die vielen Verbindungen

Einzelner zueinander wie ein Spinnennetz zusammengehalten – manche dieser Verbindungen stark, andere schwach, manche robust, andere zerbrechlich, manche sichtbar, andere unsichtbar. Unsichtbar, so lange bis sie plötzlich nicht mehr da sind: Man könnte zum Beispiel meinen, der Tod einer alleinstehenden Tante hat für die Beziehungen der Familienmitglieder unterschiedlicher Generationen – Geschwister, Nichten und Neffen – keine große Auswirkung. Sicherlich trauert man über ihren Tod, doch zwischen den Überlebenden sollte sich doch wenig ändern? Dass dem nicht so ist, merkt man erst dann, wenn die durch den Tod aufgerissenen Löcher und Verwundungen im familiären Netz offenkundig werden. Plötzlich gibt es keinen Anlass mehr, bei der Geburtstagsfeier der gemeinsamen Tante zusammenzutreffen. Plötzlich muss niemand mehr ihren Rasen mähen oder ihre Dusche reparieren, plötzlich fehlt in den vorher manchmal als lästig wahrgenommenen, aber doch für selbstverständlich befundenen Familientreffen ein Mitglied – und ein unerwartetes Gefühl der Einsamkeit und Ungewissheit schleicht sich in den Raum. Es kann Zeit, emotionalen Aufwand und Kommunikation untereinander erfordern, bis sich eine neue Normalität etabliert, und der Familienverband wieder seine Funktion als emotionaler Hafen und Brunnen des Gemeinschaftsgefühls erfüllen kann.

Dies ist besonders bei emotional drastischen und tief einschneidenden Verlusten wie dem Tod von

Partnern oder Kindern der Fall. Der Verlust eines Lebenspartners hinterlässt eine tiefe Leere und verändert alles Vertraute – nicht selten für immer. Der Tod eines eigenen Kindes zählt zweifellos zu den schlimmsten Ereignissen im Leben eines Menschen und er löst bei den betroffenen Eltern tiefgreifende Trauer und Traumatisierung aus, völlig unabhängig von Alter und Todesursache. Der Prozess, über den Verlust hinwegzukommen, erstreckt sich oft über viele Jahre und belastet nicht nur die individuelle psychische Gesundheit, sondern auch die Partnerschaft, die in manchen Fällen sogar daran zerbrechen kann. Das gleiche gilt für den Familienverband, der durch den Verlust eines Kindes oft schwer und nachhaltig durcheinander gebracht, ja durchaus zerrüttet wird. Sowohl Eltern und wichtigste Bezugspersonen als auch die erweiterte Familie stehen in diesem Fall vor der enormen Herausforderung, die brutale Realität mit all ihren Facetten und ihrer unabänderbaren Wirkung zu realisieren, zu akzeptieren und ihren Frieden damit zu finden. Dabei können und sollten professionelle und spezialisierte Helfer – mit diesen haben wir uns in Kapitel 9 beschäftigt – eine wichtige Rolle spielen.

Die Auswirkungen des Verlusts eines Kindes auf die familiären Beziehungen und die Partnerschaft der Eltern sind bisher wenig erforscht worden. Die Psychologin Margaret Stroebe und ihr Team von der Universität Utrecht sowie der VU Universität Amsterdam haben sich erstmals dieser Thematik angenommen. In ihrer Untersuchung wurden 219 Paare, die den Tod eines Kindes erlebt hatten, zu verschiedenen Zeitpunkten nach dem Ereignis befragt – sechs, dreizehn und zwanzig Monate danach. Das Alter der Eltern erstreckte sich dabei von 26 bis 68 Jahren, und die Ursachen für den Tod variierten von Fehlgeburten über Krankheiten und Unfälle bis hin zu Morden und Selbsttötungen.

Eltern wurden dabei gebeten, ihre Zustimmung zu Aussagen wie:

„Ich versuche, für meinen Partner stark zu sein",

„Ich verstecke meinem Partner zuliebe meine Gefühle" oder

„Ich versuche, die Gefühle meines Partners zu schonen" zu geben,

um die sogenannte „Partner-bezogene Selbstregulation" (*POSR*) zu messen. Dabei handelt es sich um die Fähigkeit, Gefühle oder Verhalten zu kontrollieren, um den Partner vor negativen Emotionen zu schützen.

Die Ergebnisse der Studie zeigten, dass viele Ehepartner diese Strategien anwenden, um den anderen vor Trauer und negativen Gefühlen zu bewahren. Beispielsweise meiden sie Gespräche über den Tod des Kindes und versuchen, ihre eigene Trauer zu verbergen, indem sie versuchen, „stark zu sein". Dennoch stellte das Team um Stroebe fest, dass genau diese Verhaltensweisen die Trauer und psychische Belastung bei beiden Ehepartnern erhöhten. Dieses Paradoxon könnte darauf zurückzuführen sein, dass eine übermäßige Selbstregulation während der Trauer letztendlich zu Erschöpfung führt, was sich negativ auf die physische und psychische Gesundheit sowie auf die Fähigkeit zur Zielerreichung auswirken kann.

Es wird deutlich, dass eine übermäßige Selbstregulation es den Eltern erschweren kann, den Verlust ihres Kindes zu verarbeiten. Das Fehlen offener Kommunikation über die eigenen Gefühle könnte dazu führen, dass Partner fälschlicherweise annehmen, der andere empfinde keine Trauer. Was sagt uns das? Eine Erkenntnis lautet, dass Kommunikation in Beziehungen essenziell ist und bleibt. – in glücklichen Zeiten und umso mehr in Krisenzeiten. Beziehungspartner sollten versuchen, den großen Wert des offenen Austausches von Gefühlen zu erkennen. Das gilt jedoch nicht nur für Lebensgefährten, sondern auch in familiären Beziehungen. Sie sollten sich mit dem Gedanken anfreunden, dass es normal und gut ist, alles zu teilen: Die Trauer, das Gefühl der Hilflosigkeit, selbst die Verzweiflung. Das heißt natürlich nicht, dass auf professionelle Beratung verzichtet werden sollte, denn diese kann immer Unterstützung bieten.

Abschied und Erinnerung sowie die Zukunft

„Trauer ist der Preis, den wir zahlen, um lieben zu können.“ – E.A. Bucchianeri

Irgendwann ist der Zeitpunkt für einen Abschluss gekommen, oder zumindest für die Entscheidung zum Abschluss – auch wenn die Erinnerungen noch schmerzen. Wir wollen an dieser Stelle nicht in gut gemeinte, aber doch beliebige und verallgemeinernde Weisheiten verfallen, wie zum Beispiel:

"Irgendwann wird alles wieder gut, denn der Verstorbene lebt in den Erinnerungen der Lebenden weiter."

Denn die Wahrheit ist, dass manchmal nicht alles wieder gut wird. Menschen können andere Menschen lieben und sind zugleich sterbliche Wesen. Es ist keine Seltenheit, dass ein Mensch stirbt und eine Leere hinterlässt, die nie mehr ganz ausgefüllt wird. Es gibt manche, die an einem Verlust zerbrechen und nie wieder neuen Lebenswillen fassen können und andere, die sich erholen zu scheinen und dann doch wieder abstürzen – übermannt von der Willkürlichkeit und unfassbaren Brutalität, mit der ihnen etwas oder jemand für immer entrissen wurde. Und doch gibt es noch eine weitere Wahrheit: Versuche, trotz eines Verlusts wieder eine neue Form von Glück zu finden, kann man immer wieder unternehmen und das liegt auch im Interesse jener, die verloren wurden. In diesem letzten Kapitel wollen wir uns dieser Thematik widmen und einige wichtige Fragen behandeln, die das Leben nach dem Verlust und nach der akuten Trauer behandeln.

Wie soll es langfristig weitergehen?

Vielleicht befinden Sie sich als Trauernder irgendwann an einem Punkt, an dem Sie in sich eine Bereitschaft fühlen, weiterzugehen. Das muss nicht bedeuten, dass die Gedanken an die Vergangenheit nicht mehr wehtun und schon gar nicht, dass Sie bereit sind, zu vergessen. Schließlich bleiben Ihre Vergangenheit und dort verankerten Erinnerungen ein wichtiger Bestandteil Ihres Lebens. Wie wir während unserer Reise durch das Wesen der Trauer erfahren haben, gibt es keinen unumstößlich feststehenden Punkt, an dem Gefühle wie Wehmut oder der Schmerz des Verlorenen für immer verfliegen. Dennoch sollten Trauernde nach einem Leben streben, in dem der Verlust und der Verlorene ihren Platz haben, ohne die Hinterbliebenen in Fesseln zu schlagen. Das heißt, Trauernde müssen zurückzufinden in ein Leben, dass selbstständig und ohne die schwere emotionale Beeinträchtigung der akuten Trauer gelebt werden kann.

Der amerikanische Psychologie Robert Neimeyer beschreibt mit seiner Theorie der *"Continuing Bonds"* (fortlaufende Bindungen) ein Modell des Verlustes, in der die Bindung zum Verstorbenen nicht aufgegeben wird – im Kontrast zu vielen älteren Trauermodellen, die von Angehörigen fordern, "loszulassen", um wieder glücklich leben zu können. *Continuing bonds* betont, dass für Verstorbene weiterhin ein Platz an der Seite ihrer nächsten Angehörigen bleibt. Dem Modell zufolge wählen viele trauernde Angehörige eine Form der narrativen Rekonstruktion, mittels derer der Stellenwert von Verstorbenen in das Leben nach ihrem Tod eingewoben wird. Dazu gehört das Erzählen von Geschichten über den Verstorbenen, das Denken an ihn, vielleicht auch die geistige Vorstellung, er oder sie würde über sie wachen und die Integration des Verlusts in die umfassendere Lebenserzählung. Die Auswirkung des Todes lassen sich insgesamt einordnen, sich zusammenhängend sehen. Im Mittelpunkt seines Modells steht auch die Vorstellung, dass Trauer zu persönlichem Wachstum führen kann: Indem sich der Einzelne mit den Herausforderungen des Verlustes auseinandersetzt, kann er neue Aspekte an sich selbst entdecken, Widerstandsfähigkeit entwickeln und eine tiefere Wertschätzung für das Leben gewinnen.

Ein dynamisches Verständnis von Trauer erkennt die dauerhaften Auswirkungen der Beziehung zum Verstorbenen auf das Leben der Hinterbliebenen an. Der Verlust bleibt zwar bestehen, aber um den "Krater", den er hinterlässt, kann sich ein anderes, neues Leben ansiedeln. Eine weitere, durch Studien bestätigte Erkenntnis von Neimeyers Forschung lautet, dass das durch den Verlust ausgelöste Trauma stärker ist, je enger die Bindung zum verstorbenen Menschen war. Eine Besserung der seelischen und emotionalen Lage wurde zum einen *durch "sense making"*, also der Fähigkeit, dem Tod persönlicher, praktischer, existentieller oder spiritueller Hinsicht einen Sinn zu geben, erreicht. Zum anderen erwies sich der Prozess der Etablierung eines neuen Identitätsgefühls nach dem Tod als hilfreich. Diese Etablierung ist Teil einer adaptiven Bewältigungsstrategie, welche den Verlust in das Verständnis des eigenen Lebens und der eigenen Identität integriert Mit anderen Worten: Hinterbliebene suchen nach einer neuen Bedeutung des Lebens, in die der Verstorbene durch geistig oder spirituell gedachte Anwesenheit eingebunden wird.

Welche Schlussfolgerungen können wir daraus ziehen? Vielleicht ist eine mögliche Schlussfolgerung, im Bestreben der Entwicklung nach einem Tod auf das Bestehen fortlaufender Verbindung zu vertrauen. Sie können anerkennen, dass Sie auch nach dem Tod eine Form der Verbindung mit dem Verstorbenen behalten, die ein natürlicher und gesunder Teil des Trauerprozesses ist. Versuchen Sie, sich mit der Idee vertraut zu machen, dass Ihre Beziehung nach dem Tod nicht abrupt enden muss, und dass es wichtig sein kann, Wege zu finden, die Person zu ehren, sich an sie zu erinnern und gleichzeitig nach vorne zu schauen.

Die Rolle von Erinnerungen und ihre Vorteile

Eine zentrale und unersetzliche Rolle für den Prozess der Trauer, egal nach welcher Theorie, spielen Erinnerungen und die Bedeutung des Erinnerns für Angehörige. Erinnerungen an einen Verstorbenen beginnen schon kurz nach seinem Tod. Viele Angehörige werden diese Erinnerungen noch bis zum Ende ihres eigenen Lebens hegen. Zugleich wird ihr komplexes Wesen schon offenbar, wenn wir uns einige unserer tiefsten, am häufigsten gedachten Erinnerungen in den Sinn rufen. Es mögen äußerst schöne, vielleicht äußerst schlechte, in vielen Fällen aber auch zufällige, scheinbar zusammenhanglose Augenblicke unseres Lebens sein, die doch eine unglaubliche Macht haben: Sie können uns augenblicklich das unverwechselbare Empfinden verleihen, dass wir auch damals verspürten – ganz egal, ob dies von glücklichen, neugierigen, gelangweilten, traurigen, verärgerten oder erregten Gefühlen geprägt war. Sie lassen uns für ein paar Momente zurückreisen und uns spüren, wie es war, früher gelebt zu haben.

Viele Erkenntnisse aus der Forschung haben uns mittlerweile klar dargelegt, dass Erinnerungen nicht **statisch**, sondern **dynamisch** sind. Wenn wir eine Zeitmaschine hätten, oder ein zuverlässiges Dokument, dass Momente aus unserer Vergangenheit detailliert beschreibt, wie es Fotos oder

Filmaufnahmen sind, würden wir feststellen, dass überraschend viele Details aus diesen Momenten ganz anders sind als in unserer so sicher geglaubten Erinnerung. Tatsächlich sind viele unserer tiefsten und ältesten Erinnerungen in vielen Details zwangsläufig verfälscht und sind damit nicht unbedingt der zuverlässigste Indikator für die Frage, wie groß unser Kinderzimmer wirklich war, oder ob wir auf unserer Hochzeit zuerst getanzt und dann den Kuchen angeschnitten haben oder umgekehrt. Was sie allerdings einwandfrei wiedergeben, ist nicht was genau **passiert** ist, sondern was wir genau **empfunden** haben. Dadurch bieten Erinnerungen die unvergleichliche Möglichkeit der Reise in die Welt unserer Vergangenheit und unserer für uns bedeutendsten Diese Reisen in die Vergangenheit sollten uns jedoch nicht davon abhalten, die fortwährende Reise in unsere Zukunft und die interessanten Eindrücke, die sie bieten könnte, mitzubekommen. Das konstruktive und heilsame Erinnern ist jenes, das uns auf unserem Weg inspiriert und hilft, in den stillen und traurigen Momenten Trost zu finden und zugleich großzügig und bereitwillig Raum für Wachstum, Offenheit und Neues lässt.

Welche Rolle spielt die Resilienz?

Die folgende Geschichte ist rein erfunden, die Worte und ausgedrückten Gefühle der (fiktiven) Betroffenen entstammen jedoch den Erfahrungen und Beobachtungen aus meinem beruflichen Umfeld.

„Es ist der 12. September 2018, ein Mittwoch, als sich das Schicksal von Sven und Julia Müller schlagartig verändert. In München, 20 Kilometer südlich seines Familien-Wohnortes, arbeitet der Ingenieur an diesem Nachmittag in seinem Büro. Der zwölfjährige Sohn ist in der Schule, die 17-jährige Tochter Emma auf dem Heimweg von einem Schulausflug. Zusammen mit ihrer Klasse hatte sie eine Exkursion in die Berge gemacht, in die Natur.

Als seine Frau, Julia, ins Büro eilt, während er gerade an einem Projekt arbeitet, sagt sie mit zitternder Stimme: „Emmas Bus ist verunglückt!“ Er hört sie und kann verstehen, was sie sagt. Aber er setzt seine Arbeit fort. Immer weiter, bis seine Frau, mit Tränen Augen, aber ungewöhnlich gefasst – in einer Phase des Schocks, wie ein Psychologe sagen würde – mit lauter Stimme zu ihm sagt: „Hör mir jetzt zu, Sven! Emmas Bus hatte einen Unfall. Emma ist tot.“ Das Unglück ereignete sich auf dem Weg zurück vom Schulausflug. Mehrere Menschen wurden verletzt, darunter Schülerinnen, Schüler und Lehrer. Emma starb.“

Viele Menschen hören Geschichten wie diese und sind der festen Überzeugung, die Folgen eines solchen Schicksalsschlages wären unmöglich zu verkraften. Wie soll denn auch ein Vater oder eine Mutter den Tod des eigenen Kindes verarbeiten? Kein Mensch ist wirklich darauf vorbereitet und ein solcher Verlust erschüttert das eigene Dasein oft in einem ungeheuren Ausmaß. Betroffene fühlen sich zunächst hilflos, geradezu vernichtet.

Das Konzept der Resilienz wurde im Laufe der letzten Jahre vermehrt durch populärwissenschaftliche Publikationen und Ratgeberliteratur wie auch durch diverse Coaches und Selbsthilfegurus aufgegriffen. Diese modernen Interpretationen sind meiner Ansicht nach nicht unproblematisch. Zu oft wird Resilienz als die fast übermenschliche Kräfte verleihende Macht beschrieben, sich im Angesicht größter Ungerechtigkeit und jedes Schicksalsschlages seinen Lebenswillen zu bewahren und unbeirrt seinen Weg weiterzugehen. Als entscheidende Komponente für Glück oder Unglück wird als Folge oft die eigene Entscheidung verstanden, genug Widerstandskraft zu entwickeln. Weiter gefasst, liegen nach dieser Theorie Glück oder Unglück allein in der individuellen Verantwortung jedes Einzelnen. Der unbestreitbare Nachteil dieser Perspektive ist, dass so eine ganze Reihe anderer wichtiger Faktoren struktureller, gesellschaftlicher und systemischer Art sowie die individuelle psychologische Verfassung vollkommen ausgeblendet werden. Jenen Menschen, die aufgrund ihrer psychischen oder seelischen Verfassung oder ihrer individuellen Trauerverarbeitung am Vorhaben des unbeirrten Fortschreitens kurz- oder langfristig scheitern, wird damit eine Art „Schuld“ oder Schwäche zugesprochen. Tatsächlich ist die Fähigkeit zur Resilienz zu einem Teil genetisch bedingt, während ein anderer Teil erlernt werden kann. Dieser Lernprozess wird etwa durch die Einübung passender Mindsets und Grundeinstellungen, sowie durch die Anwendung der Methoden der Trauerbewältigung gefördert und vollzogen.

Ich will und kann Ihnen an dieser Stelle keine allgemein gültige Empfehlung oder Weisheit über den Stellenwert dieses Konzeptes für Ihre individuelle Situation geben. Ich kann Ihnen raten, sich tiefer damit zu beschäftigen und selbst zu entscheiden, ob und in welcher Form Sie es für sich anwenden wollen. In unserer Geschichte dürfte neben der Resilienz auch ein weiterer Faktor eine wichtige Rolle gespielt haben – die persönliche und frei getroffene Entscheidung für die eigene Zukunft im Angesicht des nicht freiwillig gewählten Verlustes.

„Wenn sie gemeinsam in Emmas Zimmer verweilen, wirkt für Julia und Sven vieles unverändert. Die Wände zieren nach wie vor Fotos, die das Mädchen in fröhlicher Gesellschaft mit ihren Freundinnen zeigen. Im Rückblick auf die ersten Monate nach Emmas Tod gesteht Julia Müller: „Ich hätte

niemals gedacht, dass ich so gefasst bleiben würde. Ich hatte erwartet zu schreien oder den Verstand zu verlieren.“ Die Traurigkeit näherte sich schleichend, aber mit starken Schüben. „Sie breitete sich langsam in mir aus, drang Monat für Monat tiefer vor, wie Wasser, das beharrlich seinen Weg sucht. Bis heute ringe ich täglich darum, zu begreifen, dass Emma nicht mehr morgens aus ihrem Zimmer kommt, mir einen sarkastischen, aber nicht böse gemeinten Spruch entgegenwirft und sich im Flur die Sneaker zubindet.“

In den ersten Wochen nach dem Unglück suchte Julia mit ihrem Mann fast täglich spontane Andachten in einer Kirche auf, umgeben von anderen Elternpaaren, die denselben schweren Verlust erlitten hatten. Diese Gemeinschaft erwies sich als wichtiger Halt und doch schien er nichts Substanzielles in ihren Gefühlen zu bewirken. Auch die vielen Trauerbekundungen und Anrufe ihrer Familie, im Versuch sicherzustellen, dass es ihr gut gehe, brachten nicht den Ausschlag. Es war ein innerer Prozess, der irgendwann in einer Entscheidung mündete, die Julia zunächst im Stillen kam, wie eine plötzliche Einsicht. „Ich will mich nicht dem Stillstand hingeben, sondern über Emma sprechen und die Erinnerungen an sie lebendig halten“. Jedem Freund, der den Mut aufbrachte, bei ihnen zu klingeln, um nach ihr zu sehen, sagte sie: „Gehen wir raus, in den Wald. Sehen wir uns die Natur an. Plaudern wir. Wie geht es dir?“

Julia entschied sich, therapeutische Unterstützung anzunehmen und wagte es sogar, an Grillpartys teilzunehmen. „Die Leute sollten nicht aufhören zu lachen, wenn ich mich zu ihnen gesellte, sie sollten nicht in peinliches Schweigen verfallen, das war mir besonders wichtig. Ich wollte mich dem Leben nicht entsagen. Niemand hätte das gewollt“, unterstreicht sie.“

Mit diesen Worten möchte ich dieses Buch und unsere Reise durch die Welt der Trauer abschließen. Mein Bestreben war es, die Natur der Trauer und die verschiedenen Wege, mit dem Verlust umzugehen, intensiv zu beleuchten und Ihnen beim Finden Ihrer ganz persönlichen Antworten auf alle diesbezüglichen Fragen zu helfen. Ich hoffe, dass ich das geschafft habe.

Ich wünsche Ihnen von ganzem Herzen alles Gute.

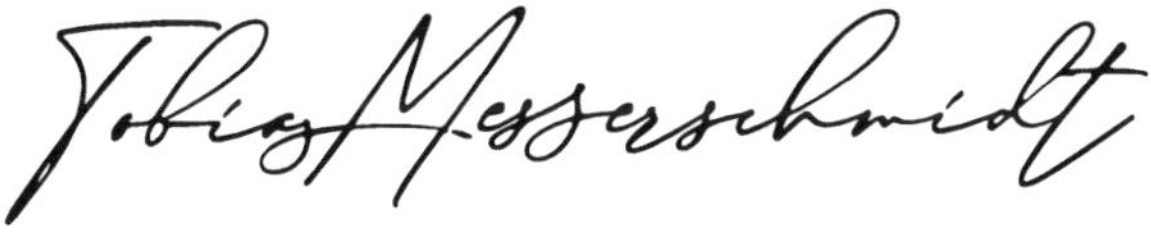

Tobias Messerschmidt

Zusatzkapitel: Sprüche für Trauerkarten

„Jemand, der seine Liebe mit anderen geteilt hat, bleibt für immer auf dieser Erde.“

- (Unbekannter Autor)

„Ganz gleich, wann ein lieber Mensch geht: Der Zeitpunkt ist immer der falsche.“

- (Unbekannter Autor)

„Als du auf die Welt kamst, lachten alle und nur du weintest. Du hast dein Leben so gelebt, dass als du starbst, alle weinen und nur du lächelst.“

- (Unbekannter Autor)

„Ein guter, edler Mensch, der mit uns gelebt, kann uns nicht genommen werden, er lässt eine leuchtende Spur zurück gleich jenen erloschenen Sternen, deren Bild noch nach Jahrhunderten die Erdbewohner sehen.“

- (Thomas Carlyle)

„Ich glaube, wenn der Tod unsere Augen schließt, werden wir in einem Lichte stehen, von welchem unser Sonnenlicht nur der Schatten ist."- (Arthur Schopenhauer)

„Im Meer des Lebens, Meer des Sterbens, in beiden müde geworden, sucht meine Seele den Berg, an dem alle Flut verebbt."

- (Aus Japan)

„Leben – es gibt nichts Selteneres auf der Welt. Die meisten Menschen existieren, weiter nichts."

- (Oscar Wilde)

„Den Tod fürchten die am wenigsten, deren Leben den meisten Wert hat."

- (Immanuel Kant)

„Die Blume geht zugrunde, aber der Samen bleibt zurück und liegt vor uns, geheimnisvoll, wie die Ewigkeit des Lebens."

- (Khalil Gibran)

„Trösten heißt, das Gefühl des Schmerzes in der Seele zu tilgen, ohne jedoch seine Ursache beseitigen zu können.“

- (Sully-Prudhomme)

„Trösten ist eine Kunst des Herzens. Sie besteht oft nur darin, liebevoll zu schweigen und schweigend mitzuleiden.“

- (Otto von Leixner)

„Der Tod ist groß. Wir sind die Seinen lachenden Mundes. Wenn wir uns mitten im Leben meinen, wagt er zu weinen mitten in uns.“

- (Rainer Maria Rilke)

„Dies sei das höchste Ziel des Erdenlebens. Winkt einst nach Müh‘ und Plag‘ die Ruhe dir, zu sagen: ‚Ja, ich lebte nicht vergebens - und was ich schuf, das endet nicht mit mir.‘“

- (Rainer Maria Rilke)

„Es liegt eine wunderbare Heilkraft in der Natur. Oft gibt der Anblick eines schönen Abendhimmels, der Duft einer Blume, ein herrlich gewachsener Baum der gedrückten Seele die Hoffnung zurück.“

- (Sophie Alberti)

„Wer so gewirkt im Leben, wer so erfüllte seine Pflicht und stets sein Bestes hat gegeben, für immer bleibt er euch ein Licht.“

- (Unbekannter Autor)

„Den Weg, den du vor dir hast, kennt keiner. Nie ist ihn einer so gegangen, wie du ihn gehen wirst. Es ist dein Weg.“

- (Unbekannter Autor)

„Der Tod ordnet die Welt neu. Scheinbar hat sich nichts verändert, und doch ist alles anders geworden.“

- (Antoine de Saint-Exupéry)

„Wo man am meisten fühlt, weiß man am wenigsten zu sagen.“

- (Annette von Droste-Hülshoff).

Quelle:

https://www.kartenmacherei.de/magazin/sprueche/trauersprueche-1?gid=117868180446&gad_source=1&gclid=CjwKCAiApaarBhB7Ei-wAYiMwqmxBrFQdrA9GLNqZIs_KD-5l1BMIoPAJvvuePeHKhTZ-MnMSBEKtcnBoC7bkQAvD_BwE#toc-82df1c77-2048-4fbd-85b8-ade85556c9ce

Klassische Trauersprüche und Beileidssprüche

„Die Erinnerung ist ein Fenster,
durch das wir Dich sehen können,
wann immer wir wollen.“

„Der Tod ordnet die Welt neu.
Scheinbar hat sich nichts verändert,
und doch ist alles anders geworden.“

„Wenn die Sonne des Lebens untergeht,
leuchten die Sterne der Erinnerung.“

„Der Tod ist wie eine Kerze,
die erlischt, wenn der Tag anbricht.“

„Du bist nicht mehr da, wo Du warst,
aber Du bist überall, wo wir sind.“

„Aus dem Leben bist Du uns genommen,
aber nicht aus unseren Herzen."

„So wie ein Blatt vom Baume fällt,
so geht ein Mensch aus dieser Welt.
Die Vöglein aber singen weiter."

„Als ich geboren wurde,
habt Ihr gelacht und ich geweint.
Nun lächle ich und Ihr weint."

Trauersprüche

„Wenn man einen geliebten Menschen verliert,

gewinnt man einen Schutzengel dazu.“

„Es gibt ein Leid, das fremden Trost nicht duldet

und einen Schmerz, den sanft nur heilt die Zeit.“

„Gute Menschen gleichen Sternen,

sie leuchten noch lange nach ihrem Erlöschen.“

„Die Zeit heilt nicht alle Wunden,

sie lehrt uns nur mit dem Unbegreiflichen zu leben.“

„Menschen, die wir lieben, bleiben für immer,

denn sie hinterlassen Spuren in unseren Herzen.“

„Das Schönste, was ein Mensch hinterlassen kann, ist ein Lächeln im Gesicht derjenigen, die an ihn denken.“

Trauersprüche: Tröstende Worte

„Mit dem Tod eines geliebten Menschen verliert man vieles,

niemals aber die gemeinsam verbrachte Zeit."

„Die Trauer hört niemals auf, sie wird ein Teil unseres Lebens.

Sie verändert sich und wir ändern uns mit ihr."

„Und immer sind da Spuren deines Lebens, Gedanken, Bilder und Augenblicke.

Sie werden uns an dich erinnern, uns glücklich und traurig machen und dich nie vergessen lassen."

Quelle:

https://november.de/ratgeber/trauerhilfe/trauerkarte/trauersprueche/

Werdegang Tobias Messerschmidt

1998-2001

Ausbildung

Ausbildung zum Steinmetz in Ilshofen

Top 3 Geselle in Baden-Württemberg

Gesellenbrief

2004 - 2005

Weiterbildung

Meisterschule Würzburg - Aschaffenburg

Wettbewerbssieger „Kunst und Kommerz“

Meisterbrief

2006

Gründung

Gründung „Steinmetz Messerschmidt“

Andere Steinmetzarbeiten wie Kirchen, Treppen

2007-2012

Wachstum

Ausbildungsbetrieb zur Nachwuchsförderung

Wachstum zu 6-köpfigem Team

Erweiterung Ausstellung auf 1000 Steine

Anschaffung moderner Maschinen

Eröffnung Filiale Schwäbisch Hall – Veinau

2013-2014

Zukunftssicherung

CNC - Seilsäge zur Steigerung der Produktionskapazität

Neubau in Crailsheim

Neubau Ausstellung

2015

Automatisierung & Qualitätssteigerung

Anschaffung Roboter zur individuellen Bearbeitung von kompletten Steinen

Optimierung der Ausstellung für höhere Kundenfreundlichkeit

Ausstellung erweitert auf 1400 Steine

2016-2019

Expansion

Beginn Etablierung von deutschlandweitem Kundendienst

Vorbereitung Internationalisierung im DACH-Raum

Kundenzufriedenheit hat oberste Priorität

2020

Pandemiegerechte Kundenbetreuung

Deutschlandweite Aufstellung und Kundenbetreuung durch lokale Kundendienste gesichert

Digitales Beratungsangebot für Beratung aus der Ferne

2021

Nachhaltigkeit in der Lieferkette

Modernisierung Produktportfolio

Sicherung Beschaffung lokaler Rohstoffe

Erschaffung Digitaler Kundenerlebnisse

2022

Ausbau Digitalisierung

Produktpräsentation via Augmented Reality

2023

Gründung der Messerschmidt 3D GmbH mit dem Ziel bezahlbaren Wohnraum durch fortschrittliche Technik zu schaffen

Rechtliches und Impressum

Deutschsprachige Erstausgabe 2024

ISBN: 9783982612607

Haftungsausschluss

Der Inhalt dieses Buches wurde mit großer Sorgfalt geprüft und erstellt. Für die Vollständigkeit, Richtigkeit und Aktualität der Inhalte kann jedoch keine Garantie oder Gewähr übernommen werden. Der Inhalt dieses Buches repräsentiert die persönliche Erfahrung und Meinung des Autors und dient nur dem Unterhaltungszweck. Der Inhalt sollte nicht mit medizinischer Hilfe verwechselt werden. Es wird keine juristische Verantwortung oder Haftung für Schäden übernommen, die durch kontraproduktive Ausübung oder Fehler des Lesers entstehen. Es kann auch keine Garantie für Erfolg übernommen werden. Der Autor übernimmt daher keine Verantwortung für das nicht–Erreichen der im Buch beschriebenen Ziele. Dieses Buch enthält Links zu anderen Webseiten. Auf den Inhalt dieser Webseiten hat der Autor keinen Einfluss. Deshalb kann auf diesen Inhalt auch keine Gewähr übernommen werden. Die verlinkten Seiten wurden zum Zeitpunkt der Verlinkung auf mögliche Rechtsverstöße überprüft. Für die Inhalte der verlinkten Seiten ist aber der jeweilige Anbieter oder Betreiber der Seiten verantwortlich. Rechtswidrige Inhalte konnten zum Zeitpunkt der Verlinkung nicht festgestellt werden.

Impressum

Autor: Tobias Messerschmidt

Messerschmidt GmbH

Rotebachring 45

74564 Crailsheim

E-Mail: info@grabstein-steinmetz.de

Telefon: 07951 295 331

Webseite: www.grabstein-steinmetz.de

Herausgeber: Johann Hoffmann

Johann Hoffmann – Publishing & Marketing

Maulacher Straße 27

74564 Crailsheim

E-Mail: johann.hoffmann.pm@gmail.com

Webseite: www.publishing-marketing.de

Quellen

www.bestatter.de/wissen/trauerhilfe-und-trauerbewaeltigung/trauer-sprueche/
www.benu.at/ratgeber/trauerratgeber/trauersprueche/
https://november.de/ratgeber/trauerhilfe/trauerkarte/trauersprueche/
https://herbstlust.de/trauersprueche/
www.malteser.de/aware/hilfreich/hier-bekommst-du-hilfe-wenn-du-jemanden-verloren-hast.html?://www_google_com/=&cHash=5c7cf1923feefa0122ec5d1ded4e195d
www.myposter.ch/magazin/sprueche/trauersprueche/
www.mymoria.de/trauer/trauersprueche/
www.viabilia.de/trauer/trauersprueche/
www.stilvolle-grabsteine.de/ratgeber/persoenliche-kondolenzschreiben/
www.serafinum.de/ratgeber/kondolenzschreiben-verfassen/
http://library.oapen.org/bitstream/handle/20.500.12657/43388/external_content.pdf
http://unipub.uni-graz.at/obvugrhs/download/pdf/2581799?originalFilename=true
www.schreiben.net/artikel/trauerrede-4886/
www.therapie.de/psyche/info/ratgeber/lebenshilfe-artikel/trauer/hinterbliebenenberatung/
www.heilpraxisnet.de/symptome/tod-und-trauer-umgang-verarbeitung-und-hilfe-bei-verlusten/
https://november.de/ratgeber/trauerhilfe/trauerrituale/
https://finestwords.de/trauersprueche/
www.aphorismen.de/gedicht/12295
www.beobachter.ch/beratung/im-todesfall-der-ratgeber-fur-angehorige-354987
http://lexikon.stangl.eu/3890/blackout
www.bestattungsvergleich.de/ratgeber/trauer/trauerrede/

Printed in Poland
by Amazon Fulfillment
Poland Sp. z o.o., Wrocław

34652108R00161